Pitschel-Walz

Lebensfreude zurückgewinnen

Gabriele Pitschel-Walz

Lebensfreude zurückgewinnen

Ratgeber für Menschen mit Depressionen und deren Angehörige

Mit einem Geleitwort von J. Bäuml

URBAN & FISCHER
München · Jena

Zuschriften und Kritik an:
Urban & Fischer Lektorat Ganzheitsmedizin, Karlstraße 45, 80333 München

Wichtiger Hinweis für den Benutzer
Die Erkenntnisse in der Medizin unterliegen laufendem Wandel durch Forschung und klinische Erfahrungen. Die Autoren dieses Werkes haben große Sorgfalt darauf verwendet, dass die in diesem Werk gemachten therapeutischen Angaben dem derzeitigen Wissensstand entsprechen. Das entbindet den Nutzer dieses Werkes aber nicht von der Verpflichtung, die dort gemachten Angaben zu prüfen und seine Verordnung in eigener Verantwortung zu treffen.

Bibliografische Information Der Deutschen Bibliothek
Die Deutsche Bibliothek verzeichnet diese Publikation in der Deutschen Nationalbibliografie; detaillierte bibliografische Daten sind im Internet über http://dnb.ddb.de abrufbar.

1. Auflage Mai 2003

03 04 05 06 07 5 4 3 2 1

Um den Textfluss nicht zu stören, wurde bei Patienten und Berufsbezeichnungen die grammatikalisch maskuline Form gewählt. Selbstverständlich sind in diesen Fällen immer Frauen und Männer gemeint.

Planung und Lektorat: Dr. med. Anja Basan
Register: Dr. Ursula Osterkamp-Baust, Ottobrunn-Riemerling
Layout: Marion Kraus, München
Herstellung: Marion Kraus, München
Satz: Ebner & Spiegel, Ulm
Druck: Bosch-Druck, Ergolding
Umschlaggestaltung: Spiesz-Design, Neu-Ulm
Titelfoto: Getty Images, München
Zeichnungen: Gerda Raichle, Ulm

ISBN 3-437-56440-4
Printed in Germany

Aktuelle Informationen finden Sie im Internet unter
http://www.urbanfischer.de

Geleitwort

„Was ist nur los mit mir? Alles fällt mir so schwer, zu jeder Kleinigkeit muss ich mich zwingen, nichts macht mir so richtig Freude, ewig dieser Druck auf der Brust …“

Derartige Gedanken gingen wohl schon vielen durch den Kopf, die sich mit einem länger anhaltenden Durchhänger herumschlagen mussten. Und die Frage, ob das noch „normal“ sei, oder vielleicht doch Zeichen einer Erkrankung sein könnte, geht einem dabei unwillkürlich durch den Sinn. „Sollte ich vielleicht doch einen Arzt aufsuchen oder ist das alles nur Einbildung?“

„Mach Dir doch nichts vor, du bist doch nur ein Weichei, das sich durch seine Wehleidigkeit und sein Kränkeln aus der Verantwortung stehlen möchte.“

Derartige Seufzer könnten nicht typischer sein für Menschen, die von einer Depression befallen werden und diesen Zustand nicht als Erkrankung erkennen können. Dabei sind Depressionen mittlerweile sehr gut behandelbar geworden!

Das Herunterspielen dieses Zustandes gleicht manchmal einer Flucht nach vorne. Mit dieser „Selbstanzeige“ versucht mancher, den kritischen Kommentaren der anderen zuvorzukommen, dass man doch nur ein Abseiler sei, bequem und lasch, der sich nur zusammenreißen müsste.

Oft schämt man sich fast und empfindet sich selbst als Mimose und hätte kein ruhiges Gewissen, wenn man sich ins Bett legen würde, um sich pflegen zu lassen. Die Depression ist manchmal eine sehr unzuverlässige und verunsichernde Krankheit. Plötzlich geht es wieder ein paar Tage besser, man ertappt sich selbst bei einem kleinen Scherz oder Lachen und genießt abends mit vollen Zügen ein Glas Wein. „So schlimm ist es ja wohl gar nicht“, denkt sich mancher Betroffene und hat trotzdem schon wieder Angst vor dem nächsten Tag, der oft ganz unvermittelt bereits um 3 Uhr morgens mit einem furchtbar stechenden Schmerz in der Herzgegend, einem schrecklichen Beklemmungsgefühl in der Brust, mit Schweißausbrüchen und panikartiger Angst vor dem ganzen Leben beginnt.

Dieses Wechselbad der Gefühle macht viele mürbe, dieser Zustand ist so schwer erklärbar, so rätselhaft und kann von Außenstehenden kaum nachvollzogen werden.

Das versteht vor allem deshalb keiner, weil es nachmittags oft plötzlich wieder besser geht und der nächtliche Alpdruck fast vergessen ist. Alles doch nur Einbildung? „Das kann doch keine Einbildung sein, wenn ich schon seit mehreren Wochen so rumhänge, nicht mehr auf die Beine komme. Das pack ich nicht mehr auf Dauer, ich bin eben für dieses Leben nicht geschaffen …

Dabei konnte ich doch früher Bäume ausreißen, ich habe doch schon eine ganze Menge bewegt, ich war doch originell und witzig, kam bei anderen ganz gut an. Was ist nur los mit mir? Ich kann mich so schlecht konzentrieren, kann bei keiner Sache bleiben, fange tausend Dinge an und bringe nichts fertig. So kann ich doch meine Karriere vergessen, so kann ich keine Familie ernähren. In Rente kann ich aber auch noch nicht gehen, mit 35 Jahren lacht mich doch jeder aus ... Ich weiß nicht mehr weiter, ich will nicht mehr, ich kann nicht mehr ...".

So oder ähnlich lauten wohl oft die quälenden Selbstgespräche von depressiv erkrankten Menschen, die ihren Zustand aber nicht als Erkrankung erkennen können und deshalb auch keine Behandlung aufsuchen. Diese scheinbare Ausweglosigkeit treibt viele Menschen in abgrundtiefe Not und Verzweiflung.

Da sich viele der Betroffenen oft gar nicht vorstellen können, dass ihrem Elend tatsächlich eine Erkrankung zugrunde liegt, hat es sich Frau Dr. Pitschel-Walz mit ihrem Ratgeberbuch zur Aufgabe gemacht, einen Brückenschlag zwischen der Verzweiflung der Betroffenen auf der einen Seite und den heute zur Verfügung stehenden Behandlungsmöglichkeiten auf der anderen Seite zu versuchen.

Das besondere Verdienst von Frau Dr. Pitschel-Walz liegt darin, dass sie einerseits ganz nüchtern und ungeschminkt die Schwere der depressiven Abgründe beschreibt und nichts beschönigt. Gleichzeitig begleitet sie den Leser aber mit unbeirrbarer Sicherheit und ausgesprochen professionellem Geschick durch die depressiven Abgründe hindurch, in dem sie den Leser auf beruhigende und Mut machende Art und Weise mit den heute zur Verfügung stehenden Behandlungsmethoden vertraut macht.

Hierbei lässt sie keine ideologische Einseitigkeit aufkommen, sondern bedient aufgrund ihrer psychiatrisch-psychotherapeutischen Vielseitigkeit den Leser mit allen bewährten Therapieverfahren. Sie führt ein in die umfassenden Behandlungsmöglichkeiten der Antidepressiva (Medikamente gegen Depression), die Rückfallschutzbehandlung durch Mood-Stabilizer (stimmungsstabilisierende Medikamente) und erklärt auch die übrigen somatischen (auf den Körper einwirkenden) Behandlungsverfahren wie Schlafentzug, Lichttherapie, Elektrokrampfbehandlung oder Magnetstimulation.

Einen ganz wesentlichen Anteil ihrer Ausführungen nimmt jedoch die Aktivierung der in jedem Menschen schlummernden Selbstheilungskräfte ein: Neben der ausführlichen Erläuterung der gängigsten psychotherapeutischen Verfahren behält sie stets die alles entscheidende und wichtigste Therapiegröße im Auge: Die Ausschöpfung der Selbsthilfekräfte im Menschen!

Die von ihr vorgeschlagenen „Selbsthilfe-Tricks“ beruhen auf den Prinzipen der kognitiven Verhaltenstherapie (auf die Einsichtsfähigkeit des Menschen abzielende Behandlung) und wirken so einleuchtend und gut nachvollziehbar, dass jeder, der sie anwendet, gleichsam die Treppe „hochstolpern“ wird, um sich wie der Baron von Münchhausen „am eigenen Schopfe aus dem Sumpfe zu ziehen …“.
Auch wenn dieses „aus dem Sumpfe stolpern“ für die Betroffenen oft quälend lange dauern mag, so sollen sie nie aus den Augen verlieren, dass Depressionen praktisch Krankheiten mit „eingebauter Heilung“ sind und garantiert wieder abklingen werden.
Unter Zuhilfenahme dieses Ratgeberbuches sollte es für alle Betroffenen und vor allem auch für deren Angehörige und Freunde leichter sein, die Zeit bis zur Gesundung zuversichtlicher, hoffnungsvoller und vor allem mit einem unbeirrbaren Optimismus durchzustehen.
Den behandelnden Ärzten und Psychotherapeuten kann als zusätzliche Hilfe empfohlen werden, sich mit dem Therapiemanual „Psychoedukation: Depressionen“ von der gleichen Autorin vertraut zu machen, um die durch den Ratgeber geweckten Selbstheilungsimpulse bei den Betroffenen möglichst gewinnbringend in die professionelle Therapie einzubeziehen.
Zum Wohle aller von einer Depression betroffenen Menschen wünsche ich diesem Ratgeberbuch nicht nur in Patientenkreisen und in deren Familien einen möglichst großen und umfassenden Bekanntheitsgrad; es wäre zu wünschen, dass auch breite Schichten der Allgemeinbevölkerung sich mit diesem Buch beschäftigen, um einerseits mehr Verständnis und Gespür für die Nöte der Erkrankten aufbringen zu können und zum zweiten, um selbst einige der in diesem Buch aufgeführten Ratschläge und Lebensweisheiten zu beherzigen, so dass sie ihr Leben möglichst zufrieden und erfolgreich gestalten können.

München im März 2003 Josef Bäuml

Vorwort

Heutzutage wollen Patienten möglichst gut und umfassend informiert sein und weitestgehend über ihre Behandlung mitentscheiden. Das gilt für körperliche Erkrankungen und im besonderen Maße auch für psychische Erkrankungen wie die Depressionen.

Um den äußerst berechtigten Informationsbedürfnissen besser als bisher nachzukommen, werden seit Frühjahr 1998 an der Klinik für Psychiatrie und Psychotherapie der TU München, Klinikum rechts der Isar, regelmäßig Informationsgruppen für Patienten mit Depressionen, so genannte psychoedukative Gruppen, durchgeführt und parallel dazu auch Gruppen für die Angehörigen von depressiv Erkrankten. Die ausführliche Information soll dazu beitragen, dass die Patienten aktiv und selbstbewusst an ihrer Behandlung mitwirken können.

Als psychologische Psychotherapeutin an der Klinik und Leiterin dieser Gruppen konnte ich einerseits erfahren, mit wie viel Kraft, Kreativität und Können Betroffene ihre krankheitsbedingten Probleme und ihre oft schwierigen Lebenssituationen meistern, und andererseits auch welche Informationslücken nach wie vor bestehen, welche Fragen die Betroffenen und ihre Familien besonders bewegen und welche Hilfestellung sie von uns Professionellen erwarten.

Auf dieser Grundlage entstand das Ratgeberbuch „Lebensfreude zurückgewinnen". Es soll Basiswissen über Depressionen, über die bewährten Behandlungsverfahren und die geeigneten Selbsthilfemöglichkeiten vermitteln. Es wendet sich an die Betroffenen und deren Angehörige gleichermaßen und bietet vielfältige Hinweise, wie sie mit der Erkrankung besser umgehen und ihr Leben möglichst befriedigend gestalten können. Für Menschen, die im Zweifel sind, ob sie an einer Depression leiden, beinhaltet das Buch erste Informationen zum besseren Verständnis von Depressionen, so dass sie ihre aktuellen Beschwerden klarer einordnen können, und es hilft ihnen bei der Entscheidung, ob sie eine professionelle Unterstützung in Anspruch nehmen sollen.

Den über 300 Patienten und Angehörigen, die in der Klinik für Psychiatrie und Psychotherapie der TU München an den psychoedukativen Gruppen bisher teilgenommen haben, sei ganz herzlich gedankt, da durch ihre persönlichen Beiträge, Fragen und kritischen Kommentare dieses Ratgeberbuch erst richtig Gestalt annehmen konnte.

Dem Direktor der Klinik, Herrn Prof. Hans Förstl, sei dafür gedankt, dass er es mir ermöglicht hat, die psychoedukativen Gruppen an der Klinik durchzuführen. Mein besonderer Dank gilt den

beiden leitenden Oberärzten Herrn Dr. Josef Bäuml und Herrn Dr. Werner Kissling, die meine Arbeit stets gefördert haben. Bei Herrn Dr. Josef Bäuml möchte ich mich auch für die sorgfältige Durchsicht des Manuskripts, die hilfreichen Ergänzungen und konstruktiven Änderungsvorschläge ganz herzlich bedanken. Frau Dr. Sibylle Kraemer danke ich vielmals für ihre Unterstützung durch Supervision und fachpsychologische Gespräche. Allen derzeitigen und ehemaligen Mitarbeitern der Klinik, die sich aktiv bei der praktischen Durchführung der psychoedukativen Gruppen engagiert und bei der Zusammenstellung der Informationsinhalte mitgewirkt haben, bin ich zu Dank verpflichtet. Besonders hervorheben möchte ich die Mitarbeit von Frau Dr. Barbara Kutschke, Frau Dr. Ute Seemann, Herrn Dr. Matthias Nörtemann und Frau Luise Mayer und mich bei ihnen für die vielen fachlichen Gespräche bedanken, die ihren Niederschlag im Ratgeberbuch gefunden haben.
Meinem Mann Andy und meiner Tochter Verena danke ich ganz besonders, da sie mein berufliches Engagement akzeptieren und immer unterstützen und vor allem ganz wesentlich zu meiner eigenen Stabilität und Lebensfreude beitragen.
Das Ratgeberbuch erhebt nicht den Anspruch, alle Informationen über Depressionen bis ins Detail abzudecken. Es kann nur eine erste Orientierungshilfe bieten. Bei spezifischen Interessen und zur Vertiefung der Themen sei auf die entsprechende Fachliteratur und die Literaturempfehlungen verwiesen. Auch kann die Lektüre des Buches nicht den direkten Kontakt zu einem Arzt oder Psychotherapeuten ersetzen. Es soll jedoch Anstoß und Grundlage für möglichst viele fruchtbare therapeutische Gespräche sein.

München, im März 2003 Gabi Pitschel-Walz

Inhaltsverzeichnis

1 Was ist eine Depression?

Ist Traurigkeit dasselbe wie Depression?

„Auch das glücklichste Leben ist nicht ohne ein gewisses Maß an Dunkelheit denkbar; und das Wort Glück würde seine Bedeutung verlieren, hätte es nicht seinen Widerpart in der Traurigkeit." Carl Gustav Jung

Fast jeder Mensch kennt das Gefühl, dass er zeitweise nur so vor Tatkraft sprüht, neue Dinge anpackt und voller Zuversicht ist. Und dann gibt es andere Zeiten, da zieht er sich eher zurück, hält inne, stellt die eigenen Handlungen, Gedanken und manchmal auch die eigene Existenz in Frage. Kein Mensch ist ständig in derselben Stimmung. Jeder kennt „Highlights" im Leben, wie z. B. das Verliebtsein, die Abiturfeier, einen schönen Urlaub, die Geburt eines Kindes, ein gutes Konzert, ein unverhofftes Treffen mit alten Freunden, und dazwischen Alltäglichkeit und Routine, aber manchmal auch Schicksalsschläge, die einem den Boden unter den Füßen wegzuziehen drohen. Diese Schicksalsschläge zu meistern, kann wiederum Glücksmomente verschaffen. Heitere und traurige Grundstimmungen wechseln sich ab und verleihen dem menschlichen Leben besonderen Reiz.
Traurigkeit, auch als **Melancholie** bezeichnet, galt in der Antike als positive Eigenschaft. Bei Philosophen, Wissenschaftlern, Künstlern, Dichtern und weisen Staatsmännern war Melancholie eine hochgeschätzte Charaktereigenschaft. Man sah in ihrer Art der Betrachtung der Dinge, ihrem Suchen, Grübeln, Zweifeln und Zaudern eine wesentliche Voraussetzung für das Schaffen großer und bedeutender Werke.

Ist Melancholie dasselbe wie Depression?

Depression ist etwas anderes als ein von selbst vorübergehender Zustand der Niedergeschlagenheit oder Deprimiertheit, der Traurigkeit oder Melancholie. Eine Depression hält über längere Zeit an und beinhaltet tief greifende Veränderungen im Fühlen, Denken, Wollen und Handeln der Betroffenen, oft verbunden mit körperlichen Beschwerden und Schmerzen. Ent-

sprechend stark leiden die Menschen darunter, können diesen Zustand in der Regel aber nicht ohne Hilfe von außen beenden.
Depression ist eine psychische Krankheit. Das hat jedoch nichts mit „Geisteskrankheit“, „Verrücktheit“ oder „mangelnder Intelligenz“ zu tun. Im Gegenteil, oft leiden besonders tüchtige, sensible und kreative Menschen, die in ihrem Tätigkeitsumfeld oder in der Gesellschaft viel Anerkennung finden, zeitweise an Depressionen.

Jeder Fünfte erkrankt mindestens einmal an Depression

Depressionen sind relativ weit verbreitet. Etwa 20 % der Bevölkerung – das heißt jeder Fünfte – erkranken zumindest einmal im Laufe seines Lebens an einer Depression, Frauen doppelt so häufig wie Männer. In Deutschland sind derzeit zwischen 8 und 11 Millionen Menschen von einer depressiven Erkrankung betroffen. Nach Schätzungen der Weltgesundheitsorganisation (WHO) leiden zum gegenwärtigen Zeitpunkt weltweit 350 Millionen Menschen an einer klinisch bedeutsamen also behandlungsbedürftigen Depression.

Ganz entscheidend ist, dass Depressionen als eigenständige Erkrankung rechtzeitig erkannt werden, denn dann lassen sie sich heute erfolgreich behandeln.

Wann braucht man professionelle Hilfe?

„Die Trauer kommt und geht ganz ohne Grund.
Und angefüllt ist man mit nichts als Leere.
Man ist nicht krank. Und ist auch nicht gesund.
Es ist, als ob die Seele unwohl wäre.“ Erich Kästner

Wann ist ein Stimmungstief oder eine Traurigkeit noch „normal“ oder schon eine depressive Erkrankung?

Ist es noch normal, wenn man ständig in Tränen ausbricht?
Ist es noch normal, wenn man den ganzen Tag im Bett verbringt und grübelt?
Ist es noch normal, wenn man keine Lust mehr auf Sex hat?
Ist es noch normal, wenn man den besten Freund nicht mehr sehen will?
Ist es noch normal, wenn man nichts mehr essen mag?
Ist es noch normal, wenn man Schwierigkeiten hat, so einfache Dinge wie sich waschen und anziehen zu erledigen?
Ist es noch normal, wenn man sich schlecht konzentrieren und nicht mal mehr die Zeitung lesen kann?

Ist es noch normal, wenn man sich überhaupt nicht mehr entscheiden kann?
Ist es noch normal, wenn man Angst hat, unter Leute zu gehen?
Ist es noch normal, wenn man am liebsten tot wäre?

Als Faustregel kann gelten: Je mehr von diesen Punkten zutreffen und je länger sich diese Veränderungen hinziehen, desto wahrscheinlicher liegt eine Depression mit Krankheitswert vor. Auch ein „normales" Stimmungstief kann bereits das erste Anzeichen einer Depression sein, daher lohnt es sich, Stimmungstiefs schon frühzeitig aktiv zu überwinden.
Wenn jemand so starke Depressionen hat, dass er zu keiner Tätigkeit mehr fähig ist und ihm Selbstmord als einzige Lösung erscheint, oder sich die Angehörigen deswegen am Rande ihrer Belastbarkeit fühlen, ist professionelle Hilfe dringend nötig. In dem Fall sollte nicht länger gezögert und die sofortige Aufnahme in eine psychiatrischen Klinik veranlasst werden.
Der folgende Test hilft zu erkennen, ob eine Depression vorliegt, die professionell abgeklärt bzw. behandelt werden muss.

Depressionstest

Dieser Test ist von dem amerikanischen Psychiater Ivan K. Goldberg entwickelt worden und soll den Schweregrad einer Depression messen.
Die folgenden Sätze beschreiben Gefühle, Gedanken und Verhaltensweisen. Kreuzen Sie jeweils rechts neben den Sätzen eine Zahl zwischen 0 und 5 an, je nachdem wie sehr diese Beschreibungen **in der vergangenen Woche** auf Sie zutrafen.

0 = überhaupt nicht 1 = fast nicht 2 = etwas 3 = mäßig
4 = ziemlich stark 5 = sehr stark

1. Ich verrichte meine Tätigkeiten langsam.	0 1 2 3 4 5
2. Ich sehe hoffnungslos in die Zukunft.	0 1 2 3 4 5
3. Ich kann mich schwer auf das Lesen konzentrieren.	0 1 2 3 4 5
4. Ich habe an meinem Leben kein Vergnügen und keine Freude mehr.	0 1 2 3 4 5
5. Ich habe Schwierigkeiten, Entscheidungen zu treffen.	0 1 2 3 4 5
6. Ich habe das Interesse an Dingen verloren, die mir sonst wichtig waren.	0 1 2 3 4 5
7. Ich fühle mich traurig, niedergeschlagen und unglücklich.	0 1 2 3 4 5
8. Ich bin unruhig und laufe ziellos hin und her.	0 1 2 3 4 5

9. Ich fühle mich müde und erschöpft.	0 1 2 3 4 5
10. Es kostet mich große Mühe, einfache Dinge zu erledigen.	0 1 2 3 4 5
11. Ich habe Schuld auf mich geladen und verdiene eine Bestrafung.	0 1 2 3 4 5
12. Ich fühle mich als Versager.	0 1 2 3 4 5
13. Ich fühle mich innerlich leer, wie abgestorben.	0 1 2 3 4 5
14. Ich habe Schlafstörungen (schlafe zu wenig, zu viel oder unruhig).	0 1 2 3 4 5
15. Ich überlege mir, wie ich mich umbringen könnte.	0 1 2 3 4 5
16. Ich fühle mich wie gefangen und eingeschlossen.	0 1 2 3 4 5
17. Ich fühle mich depressiv, auch wenn schöne Dinge passieren.	0 1 2 3 4 5
18. Ich habe ohne eine Diät abgenommen.	0 1 2 3 4 5

Auswertung: Zählen Sie die angekreuzten Zahlen zusammen! Ergibt die Summe 15 oder mehr, ist das ein Hinweis, dass Sie einen Arzt oder Psychotherapeuten aufsuchen sollten.
Achtung: Dieser Depressionstest ist kein Ersatz für eine diagnostische Abklärung bei einem Arzt oder Psychotherapeuten!
Wenn Sie bereits wegen Depressionen behandelt werden, kann Ihnen dieser Depressionstest dabei helfen, Ihre Fortschritte festzuhalten. Sie können den Depressionstest kopieren und regelmäßig ein Mal pro Woche ausfüllen. So können Sie dokumentieren, wie die Depression allmählich abnimmt.

Sich helfen lassen ist kein Zeichen von Schwäche!

Je früher mit der Behandlung begonnen wird, desto günstiger verläuft die Erkrankung. Dass man bei einem Beinbruch sofort einen Arzt aufsucht, hält jeder für selbstverständlich und angemessen. Niemand würde dies als Schwäche auslegen oder als Unfähigkeit, selbst damit klarzukommen. Es erwartet auch keiner, dass man sich selbst behandelt, z. B. selbst das Bein eingipst. Auch bei einer psychischen Erkrankung wie der Depression ist es kein Zeichen von Bequemlichkeit oder Schwäche, sich rechtzeitig helfen zu lassen, sondern Ausdruck eines selbstverantwortlichen Handelns.
Doch in der Gesellschaft und auch von Betroffenen selbst wird das häufig noch anders gesehen. Es wird erwartet, dass jeder selbst mit seiner psychischen Erkrankung fertig wird oder höchstens noch die Zuwendung und Unterstützung von nahen Freunden und Angehörigen braucht, um wieder fit für den Alltag zu werden. Durch gut gemeinte Ratschläge von Freunden und Angehörigen („*Reiß dich doch mal zusammen!*“, „*Iss doch mehr*

Bananen, die sollen gut gegen Depression sein!", „Mach doch mal Urlaub und entspann dich!" etc.) wird die Entscheidungsschwäche oft noch verstärkt und somit verhindert, dass sich die Betroffenen rechtzeitig in eine vernünftige, professionelle Behandlung begeben. So können Monate, manchmal sogar Jahre vergehen, bis die Erkrankten endlich professionelle Hilfe bekommen und von ihrem Leiden befreit werden.
Hinzu kommt, dass Menschen mit psychischen Erkrankungen von der Gesellschaft immer noch abgestempelt und stigmatisiert werden. Das erschwert es ihnen zusätzlich, sich professionelle Hilfe zu holen. Wie würde man denn vor sich selbst und den anderen dastehen, wenn man zum Psychiater („Irrenarzt") oder in eine psychiatrische Klinik („Klapsmühle", „Irrenanstalt") ginge? *„Kann einem da überhaupt geholfen werden? Sind Psychiater nicht selbst alle verrückt? Und kommt man je wieder raus, wenn man erst mal drin ist in der Psychiatrie?"*

Der erste Schritt aus der Depression: Hilfe suchen

Wer sich dafür entscheidet, professionelle Hilfe in Anspruch zu nehmen, muss zunächst gegen all diese Vorurteile und Skrupel ankämpfen. Doch sobald er sich einem Arzt oder Therapeuten anvertraut, hat er den ersten und schwierigsten Schritt auf dem Weg aus der Depression heraus schon geschafft.

Wie erleben die Betroffenen eine Depression?

„Manchmal scheint uns alles falsch und traurig, wenn wir schwach und müd' in Schmerzen liegen, jede Regung will zur Trauer werden, jede Freude hat gebroch'ne Flügel, und wir lauschen sehnlich in die Weiten, ob von dorther neue Freude käme. Aber keine Freude kommt, kein Schicksal je von außen uns. Ins eigene Wesen müssen wir, vorsichtige Gärtner, lauschen, bis von dort mit Blumenangesichtern neue Freuden wachsen, neue Kräfte." Hermann Hesse

Menschen, die an einer Depression leiden, stellen vielfältige Veränderungen fest, sowohl in der Gefühlswelt als auch im Antrieb und Verhalten, in ihrem Denken und auf körperlicher Ebene.

Fühlen

Auf der Gefühlsebene kann sich die Veränderung entweder durch „unendliche Traurigkeit" bemerkbar machen, so dass man ständig vor sich hin weinen muss, oder aber als „Gefühlsleere".

In dem Zustand der Gefühlsleere können weder Freude noch Trauer empfunden werden, die Betroffenen erleben sich als „versteinert“, „stumpf“, „innerlich abgestorben“ oder „wie erstarrt“. Manche fühlen sich auch innerlich getrieben und gequält, von einer unerklärlichen inneren Unruhe befallen, die nicht abgeschüttelt werden kann.

Körperliche Beschwerden

Die Betroffenen sind oft müde, fühlen sich abgeschlagen und energie- und kraftlos. Trotz dieser Dauermüdigkeit ist der Schlaf jedoch nur kurz und wenig erholsam. Besondere Probleme bereitet das Durchschlafen. Sie verlieren den Appetit und nichts schmeckt ihnen mehr richtig. Infolgedessen kann es rasch zu einer deutlichen Gewichtsabnahme kommen. Das Interesse an Sexualität lässt nach, Potenzstörungen treten auf. Viele Menschen mit Depressionen haben mit Schmerzen zu kämpfen und klagen oft über Kopfschmerzen, Rückenschmerzen, Muskel- und Gliederschmerzen. Andere Störungen können den Magen-Darm-Bereich (Übelkeit, Erbrechen, Völlegefühl, Magendruck, Verstopfung, Durchfall), die Harnblase (Schmerzen beim Wasserlassen, Ziehen oder Druckgefühl in der Blase), Herz und Kreislauf (Schwindel, Herzklopfen, beschleunigter Puls), Nerven (Missempfindungen wie Kribbeln, Taubheitsgefühl), Haut (Brennen, Juckreiz, Überempfindlichkeit, trockene Schleimhäute) oder die Körpertemperatur (Kälteschauer, Hitzewallungen, Schweißausbrüche, kalte Hände und Füße) betreffen. Manchmal stehen bei einer Depression die körperlichen Beschwerden sogar im Vordergrund, dann spricht man von einer „somatisierten“ (körperlich betonten) Verlaufsform.

Verhalten

Menschen, die mit einer Depression zu kämpfen haben, können an sich selbst beobachten, dass sie im Alltag nicht mehr so „funktionieren“ wie vorher. Sie kommen in der Früh kaum aus dem Bett. Einfache Tätigkeiten, die sie sonst mit links erledigen, fallen ihnen plötzlich unsagbar schwer. Sie müssen sich zu allem zwingen, fühlen sich wie blockiert und können sich zu nichts entscheiden. Die alltäglichen Aufgaben wachsen ihnen über den Kopf und werden zu einer Bürde, die sie immer weniger tragen können. Die Beschäftigung mit einem Haustier oder mit Hobbies kostet unendlich viel Kraft oder wird ganz vernachlässigt. Auch der Kontakt zu anderen Menschen – selbst wenn es der geliebte Partner oder die besten Freunde sind – wird als mühsam und belastend empfunden. Telefonieren, Sprechen überhaupt, kann Probleme bereiten und das Interesse an den anderen kann verloren gehen, so dass eine zunehmend stärker werdende Distanz zu ihnen empfunden wird. Die Betroffenen fühlen sich ausgegrenzt, wie hinter einer „seelischen Mauer".

Denken

Das Denken wird oft als verlangsamt oder als blockiert wahrgenommen. Konzentrationsstörungen und Vergesslichkeit tragen zur Verunsicherung der Betroffenen bei. Auch die Gedankeninhalte verändern sich, die Gedanken kreisen um Schwierigkeiten und Probleme. Es ist, als würde alles „wie durch ein beschlagenes Fenster" oder „eine dunkel getönte Brille" gesehen oder mit

Tabelle 1.1

Wie äußert sich die Depression?			
Fühlen	**Denken**	**Antrieb/äußeres Verhalten**	**vegetativ/ körperlich**
Keine Lebensfreude/Lust Tiefe Traurigkeit Keine Gefühle/ stumpf Empfindungslosigkeit Wie abgestorben Niedergeschlagenheit Hoffnungslosigkeit Innere Unruhe Unerklärliche Angstzustände Einsam/ ausgegrenzt Gereiztheit Unsicherheit/ ohne Schutz Versagensgefühle Wertlosigkeit	*„Ich bin ein totaler Versager"* *„Das wird nie mehr besser"* *„Ich bin eine Zumutung für andere"* *„Alles ist sinnlos"* *„Mein Leben ist nichts wert"* *„Es liegt ein großer Berg vor mir, der Tag wird wieder schrecklich"* *„Bei mir geht alles schief"* *„Ich halt das nicht mehr aus"* *„Manchmal denke ich, es wäre besser, ich bin tot"* **Wahn** *„Ich bin an allem Unglück der Welt Schuld"* *„Ich habe kein Geld mehr, die Familie muss verhungern"* *„Ich habe Krebs, alle wissen es, niemand sagt es mir"*	Arbeit nicht mehr geschafft Kein Interesse mehr Alltägliches fällt schwer *„Ich schiebe alles vor mir her"* Hektik *„Kann mich nicht konzentrieren"* *„Kann mich zu nichts aufraffen"* *„Kann mich nicht entscheiden"* Ständiges Weinen Im Bett verstecken Kontakte zu anderen Menschen sind mühsam Wie blockiert Anhänglichkeit	Müde, erschöpft, energielos Kloß im Hals Schwindel Keine Lust auf Sex Schlechtes Einschlafen Unruhiger Schlaf Gliederschmerzen andere Schmerzen Kein Appetit Es schmeckt nichts mehr Gewichtsabnahme Schweißausbrüche Erhöhter Puls Druck auf der Brust Vermehrtes Seufzen

einem Tunnelblick, der nur noch Negatives wahrnimmt und Positives ausblendet. Diese negative Sichtweise betrifft die eigene Person, die Einschätzung der gegenwärtigen Situation, der Vergangenheit und der Zukunft. Kleine Probleme erscheinen riesengroß und nicht zu bewältigen. Menschen in einer depressiven Phase mangelt es an Selbstwertgefühl. Sie halten sich für Versager, die alles falsch gemacht haben, nichts mehr auf die Reihe kriegen und es auch nie wieder hinbekommen werden, und machen sich Vorwürfe deswegen. Manche sind so verzweifelt, dass sie Selbstmordgedanken hegen. Bei einem Teil der Betroffenen können die negativen Gedanken auch mit wahnartigen Überzeugungen verbunden sein. Sie glauben dann z. B. an allem Unglück der Welt schuld zu sein und lassen sich durch niemand von dieser Überzeugung abbringen.
Die beschriebenen Veränderungen rufen meist starke Angst hervor, dass dieser unerträgliche Zustand anhalten oder sich sogar noch verschlimmern könnte. In ihrer Verzweiflung fühlen sich Menschen, die sich sonst als tatkräftig, kommunikativ und kreativ kennen, auf einmal hilf- und hoffnungslos, unverstanden und allein.
Die Beendigung dieses Zustands wird zum einzigen Ziel.

Jede depressive Phase geht zu Ende

Glücklicherweise geht jede depressive Phase einmal zu Ende oder es zeigt sich zumindest eine deutliche Besserung. Auch Menschen mit sehr schweren Depressionen können erfolgreich behandelt werden. Oft finden sie innerhalb weniger Wochen ihre Lebensfreude wieder und kehren mit neuem Mut in ihr Leben zurück.

Wie entwickelt sich eine Depression?

„Es gibt immer eine gute und eine schlechte Seite. Manchmal lehrt mich die schlechte Seite des Lebens mehr Weisheit als die gute." Weisheit der Sioux

Rückzug und Selbstzweifel führen spiralförmig in die Depression

Eine depressive Erkrankung entsteht nicht von einer Minute zur anderen, sondern entwickelt sich meist in einem länger dauernden Prozess. Eine anfängliche depressive Verstimmung kann z. B. dazu führen, dass sich der Betroffene zurückzieht, weniger Gelegenheit für positive Erlebnisse hat und vermehrt zu grübeln beginnt; dadurch verstärkt sich die depressive Verstimmung noch und es wird eine Spirale in Gang gesetzt. Weiterer sozialer Rückzug bedeutet noch weniger angenehme Erlebnisse. Vermehrtes Grübeln über das eigene Versagen lässt das Selbstwert-

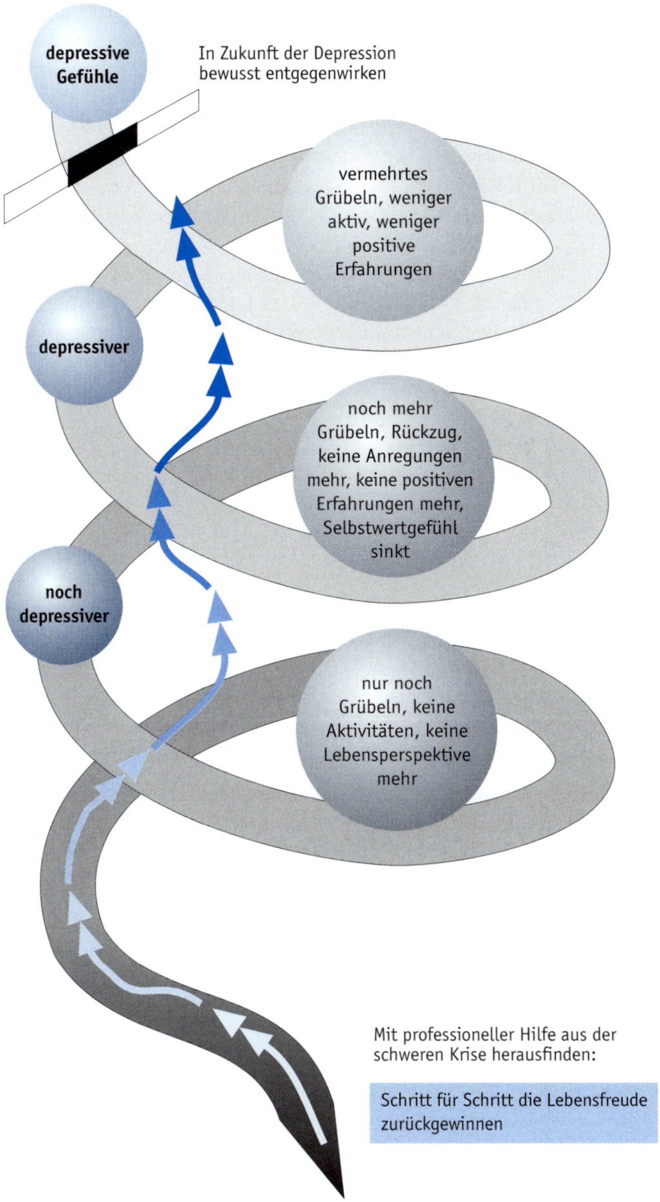

Abb. 1.1: Die Depressionsspirale

gefühl weiter sinken. Aus Enttäuschung über sich selbst nimmt die eigene Hoffnungslosigkeit zu. Nun macht sich die Depression breit: Am liebsten würde man sich verkriechen, weil man keine Kraft mehr hat und für sich keine Hoffnung und Lebensperspektive mehr sieht.
Patienten, die stationär in einer psychiatrischen Klinik behandelt werden, befanden sich meist am unteren Ende der Spirale und hatten nicht mehr die Kraft, ohne Hilfe von außen die Depression zu überwinden. Doch sie haben den ersten und gleichzeitig schwersten Schritt bereits hinter sich gebracht und sich in „die Höhle des Löwen" begeben, in die Psychiatrie. Die allermeisten Patienten fühlen sich dort geborgen und gut aufgehoben, weil alle professionellen Helfer sie dabei unterstützen, schrittweise in der Spirale nach oben zu gelangen und die Lebensfreude allmählich zurückzugewinnen.

> Wer gut über die Anfänge einer depressiven Erkrankung informiert ist, kann durch vorbeugende Selbsthilfemaßnahmen (☞ Kap 4) oder bewusstes Entgegenwirken bei den ersten Anzeichen einer Depression die Spirale unterbrechen und dadurch eine erneute schwere depressive Krankheitsphase verhindern.

Wie wird die Diagnose „Depression" gestellt?

Um die Diagnose „Depression" stellen zu können, muss der Arzt oder Psychotherapeut zunächst ein ausführliches Gespräch mit dem Patienten führen. Denn er muss sich davon überzeugen, ob die **typischen Veränderungen** (Symptome), die mit einer Depression einhergehen, bei dem Patienten tatsächlich vorhanden sind. Neben den Informationen aus dem **Gespräch mit dem Patienten** (Anamnese) können auch **Angaben der Angehörigen** (Fremdanamnese) und die **Verhaltensbeobachtung** nützlich sein. Zusätzlich können zur Diagnosestellung die Ergebnisse von **psychologischen Tests** und **Fragebögen** herangezogen werden.
Mit Hilfe psychologischer Tests lässt sich z. B. besser erkennen, ob die vorhandenen Konzentrations- und Gedächtnisprobleme Ausdruck einer Depression sind oder ob weitere Untersuchungen zur Abklärung erforderlich sind. Anhand von Fragebögen, die vom Untersucher, vom Patienten oder einem Angehörigen ausgefüllt werden, kann das genau Profil der Depression festgestellt werden. Das rundet den Eindruck des Arztes oder Psycho-

therapeuten ab und kann ihm bei der Entscheidung helfen, ob überhaupt und welche Unterform einer depressiven Erkrankung vorliegt, die behandelt werden muss.
Ein bekannter Fragebogen heißt Hamilton-Depressions-Skala (HAMD) und wird vom Untersucher ausgefüllt. Um den Schweregrad der depressiven Symptomatik aus Sicht der Betroffenen zu erfassen, wird häufig das Beck-Depressions-Inventar (BDI) verwendet. Das ist ein Fragebogen zur Selbstbeurteilung, den der Patient selbst ausfüllt.
Wichtig ist am Beginn der Erkrankung eine sorgfältige **körperliche Untersuchung** sowie ergänzende Untersuchungen von Blut und Urin (Labordiagnostik), die Aufzeichnung der elektrischen Ströme der Herztätigkeit (Elektrokardiogramm, EKG), eine Ableitung der Hirnströme (Elektroenzephalogramm, EEG), Röntgenaufnahmen, in Einzelfällen auch bildgebende Verfahren. Dazu gehören z.B. Schädelaufnahmen, die in der Zusammenschau einen Einblick in den Aufbau des Gehirns geben (craniales Computertomogramm, CCT), Abbildung des Gehirns durch ein künstlich erzeugtes Magnetfeld (Kernspintomografie oder nuklear-magnetische Resonanz-Untersuchung, NMR) oder die Gabe eines radioaktiven Mittels, um die Stoffwechselaktivität in einzelnen Gehirnabschnitten sichtbar zu machen (Positronen-Emissions-Tomogramm, PET). Diese Untersuchungen schaffen Klarheit, ob möglicherweise eine organische Störung oder Erkrankung in Verbindung mit der Depression vorliegt, die dann auch entsprechend behandelt werden kann.

Tabelle 1.2

Untersuchungsmethoden zur Diagnose einer Depression
Gespräch von Arzt bzw. Psychotherapeut mit dem Patienten
Verhaltensbeobachtung
Gespräch mit den Angehörigen
Psychologische Testverfahren
Fragebögen
Körperliche Untersuchung
Laboruntersuchungen (Blut, Urin)
EKG (Aufzeichnung der Herztätigkeit)
EEG (Ableitung der Hirnströme)
CCT (Computertomogramm des Gehirns)
NMR (Kernspintomogramm des Gehirns)
PET (Positronen-Emissions-Tomogramm zur Sichtbarmachung der Stoffwechselaktivität in einzelnen Gehirnabschnitten)

Welche Formen von Depressionen gibt es?

Depressionen sind unterschiedlich – es gibt nicht die **eine** Depression! Auch die Behandlung hängt unter anderem von der Unterform der Depression ab. Daher ist eine genaue Diagnostik notwendig, bei der folgende Fragen eine Rolle spielen:

- Wie schwer ist die Depression?
- Wie sieht ihr Verlauf aus? Gab es früher schon mal depressive oder manische Phasen?
- Gibt es aktuelle, konkrete Auslöser für die Depression?
- Gibt es körperliche Gründe, die für die Depression verantwortlich sein könnten?

Sobald diese Fragen geklärt sind, kann eine Diagnose gestellt werden. Der Arzt oder Psychotherapeut richtet sich dabei nach einem international gültigen Einteilungssystem für Diagnosen, dem ICD-10 (International Classification of Diseases, 10. Überarbeitung).

Phasenhafte Depression

Depressionen treten typischerweise in Phasen auf, die im Durchschnitt etwa 3–12 Monate andauern. Eine depressive Phase kann allmählich oder plötzlich beginnen, löst sich dann wieder auf, und man fühlt sich wieder so wie früher. Man unterscheidet phasenhafte Depressionen nach: Häufigkeit, Schweregrad (mit oder ohne wahnhafte Überzeugungen) und dem Vorhandensein somatischer Symptome (Krankheitszeichen in Form körperlicher Beschwerden).

Häufigkeit: Viele Betroffene erleben nur einmal in ihrem Leben eine depressive Phase. Beim erstmaligen Auftreten wird sie nach dem ICD-10 als **depressive Episode** eingestuft. Treten wiederholt depressive Phasen auf, lautet die Diagnose **rezidivierende depressive Störung**.

Die Bezeichnung **unipolare Depression** bedeutet, dass es im Verlauf der Erkrankung nur Abweichungen von der „normalen" Gestimmtheit in eine (uni) Richtung gibt, in Richtung Depression.

Wenn in der Vorgeschichte neben den depressiven Phasen auch manische Phasen aufgetreten sind, handelt es sich um eine **bipolare affektive Störung,** also zwei unterschiedliche Stimmungszustände wie Depression und Manie. Das ist bei etwa 10 % der Menschen, die an Depressionen leiden, der Fall. In **manischen Phasen** erleben die Betroffenen ungefähr das Gegenteil von dem, was sie aus ihren depressiven Phasen kennen. Sie sind übermäßig aktiv und entscheidungsfreudig, überschätzen ihre eigenen Kräfte, haben ein übersteigertes Selbstbewusstsein und ein Hochgefühl, sie brauchen wenig Schlaf, geben unangemessen viel Geld aus, sind risikofreudig, leichtsinnig und verhalten sich gereizt bis aggressiv. Wenn sich die depressiven und manischen Phasen sehr schnell abwechseln (mehr als vier Phasen im Jahr), sprechen die Fachleute von **„Rapid Cycling“** (schneller Phasenwechsel).

Bei einigen Patienten treten Anzeichen einer depressiven Phase gleichzeitig mit typisch manischen auf. Sie sind z.B. euphorisch gestimmt, haben aber gleichzeitig einen Antriebsmangel. Dies wird dann als „gemischte Episode“ oder **„manisch-depressiver Mischzustand“** bezeichnet.

Patienten mit schweren Depressionen erleben manchmal auf ihrem Weg aus der Depression kurze leichte manische Phasen, so genannte **hypomane Nachschwankungen.**

Schweregrad: Natürlich kann die Schwere und das leidvolle Ausmaß einer Deprssion am allerbesten vom Betroffenen selbst erkannt werden. Seltsamerweise fühlen sich aber schwerst Depressive gar nicht krank, sondern bezeichnen sich lediglich als „Versager“. Deshalb hat es sich als sehr hilfreich erwiesen, wenn sich auch der Arzt oder Psychotherapeut durch das Untersuchungsgespräch und mit Hilfe von Fragebögen ein Urteil bilden, ob es sich um eine leichte, mittelgradige oder schwere Ausprägung der depressiven Phase handelt. Schwere Depressionen

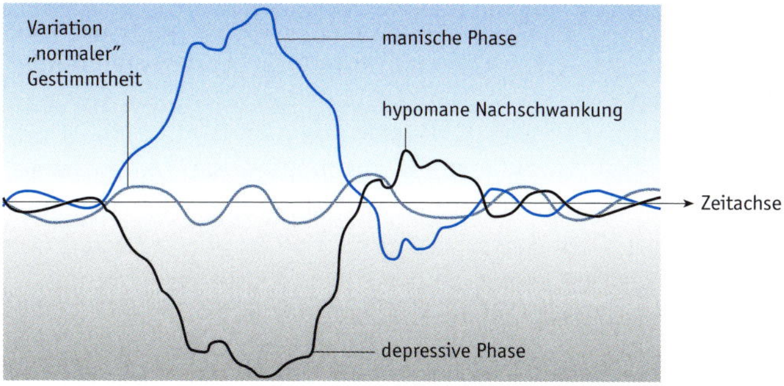

Darstellung der Variation „normaler“ Gestimmtheit, im Vergleich zu depressiven oder manischen Phasen **Abb. 1.2**

gehen in manchen Fällen mit wahnhaften Überzeugungen einher (z. B. die Vorstellung zu verarmen, trotz objektiv guter finanzieller Absicherung) und erfordern meist zusätzliche Medikamente (Neuroleptika), die gegen Wahnvorstellungen wirksam sind (☞ Kap. 3).

Die schwere Depression gilt als klassischer Typ der Depression, die in der medizinischen Fachliteratur oft als „Major Depression" (major im Sinne von „größer") bezeichnet wird. Früher nannte man sie „endogene Depression" (von griechisch endon, innen, und genes, hervorbringen), also „von Innen kommend".

Somatische Symptome: Bei der Diagnosestellung wird auch berücksichtigt, ob körperliche Symptome wie z. B. Appetit- und Gewichtsverlust, Schlafstörungen und Schmerzen vorhanden sind oder sogar im Vordergrund stehen. Derartige depressive Erkrankungsformen werden anfangs oft verkannt und zunächst als *„hartnäckige Schmerzen"* oder *„Druckgefühl in der Brust"* bezeichnet und auch entsprechend behandelt.

Anpassungsstörungen

Treten die depressiven Symptome im Zusammenhang mit schweren Belastungen oder einschneidenden Ereignissen auf, werden sie den Anpassungsstörungen zugeordnet. Wenn der Betroffene so stark von aktuellen Belastungen überwältigt wird, dass er länger als der Durchschnitt braucht, um sich darauf einzustellen bzw. Entscheidungen zu treffen, die eine positive Veränderung der eigenen Situation möglich machen, spricht man von einer Anpassungsstörung. Es handelt sich entweder um eine **kurze** depressive Reaktion (bis zu einem Monat) oder um eine **verlängerte depressive Reaktion.** Solche belastenden Lebenssituationen können z. B. Arbeitslosigkeit, andauernder Stress in der Arbeit oder der Verlust eines geliebten Menschen durch Tod oder Trennung sein. Schicksalsschläge oder dauerhafte Belastungen können auch Auslöser für ein erstmaliges oder erneutes Auftreten der Depression im Rahmen einer phasenhaften Depression sein. Eine genaue diagnostische Zuordnung ist manchmal erst im Verlauf möglich.

Dysthymie

Bei Dysthymie besteht eine fortgesetzte Neigung zu trauriger Gestimmtheit. Leichte depressive Symptome können über Jahre andauern (mindestens 2 Jahre), wobei Tage oder auch Wochen dazwischen liegen können, in denen das Befinden relativ gut ist. Früher wurde diese Form der Depression als **neurotische Depression** bezeichnet. Menschen mit einer Dysthymie „funktionieren" zwar meist noch in ihrem Alltagsleben, werden aber über lange Zeit von Niedergeschlagenheit, Freudlosigkeit, Selbstzweifeln, Versagensängsten oder Schuldgefühlen gequält. Es ist weniger die Stärke als die Hartnäckigkeit ihrer Symptome, die sie verzweifeln lässt. Während man diese Form der Depression früher sehr viel häufiger zu finden glaubte und fast ausschließlich auf ungünstige Familienverhältnisse oder Lebensereignisse zurückführte, weiß man heute, dass bei dieser Erkrankung neben der Bearbeitung der seelischen Konflikte aus der Kindheit und Jugend auch andere psychotherapeutische Ansätze oder Antidepressiva sehr hilfreich sein können.

Organische depressive Störung

Depressionen können auch organisch bedingt sein, also direkt mit einer körperlichen Erkrankung (z. B. Schlaganfall, Parkinson-Krankheit, Alzheimer-Krankheit, Multiple Sklerose, Epilepsie, Krebserkrankungen, Unterfunktion der Schilddrüse, Infektionen wie Borreliose, Syphilis oder AIDS) in Zusammenhang stehen. Damit ist nicht gemeint, dass die Betroffenen mit Trauer auf eine körperliche Krankheit reagieren, sondern dass Veränderungen im Körper, die sich v. a. auf die Gehirndurchblutung und den Nervenstoffwechsel auswirken, depressive Symptome hervorrufen.

Besonders häufig kommt es zu Depressionen bei Parkinson-Kranken (ca. 30–50% der Patienten), bei Patienten mit Schlaganfall (ca. 25–35%) und bei Krebskranken (ca. 25–40%).

Bei einer organisch bedingten Depression steht die Behandlung der Grunderkrankung im Vordergrund, die aber durch eine antidepressive Behandlung unterstützt werden sollte.

Depressive Symptome können aber auch durch Medikamente (z. B. Cortison, Betablocker, die „Pille", bestimmte Antibiotika, Neuroleptika oder Mittel gegen Krebs) hervorgerufen werden. Man spricht in diesen Fällen von einer **pharmakogenen** (durch Medikamente verursachten) Depression. Nach Absetzen dieser Medikamente verschwinden die depressiven Symptome meist innerhalb kürzester Zeit. Auch illegale Drogen oder Giftstoffe und Alkoholmissbrauch können eine Depression auslösen. In diesen Fällen kommt es ebenfalls zu einer Störung des Hormonhaushalts mit negativer Auswirkung auf die Botenstoffe in unserem Gehirn (☞ Kap. 2).

Hormonelle Veränderungen und Depression

Etwa 50 – 80 % der Mütter erleben kurz nach der Geburt eines Kindes ein paar Tage, an denen sie besonders weinerlich gestimmt sind, schlecht schlafen oder unruhig sind. Man spricht vom „Babyblues“ oder den „Heultagen“. Es wird angenommen, dass das Auftreten dieser leichten Depression mit den hormonellen Veränderungen in den ersten 4 – 5 Tagen nach der Entbindung zusammenhängt (Östrogen- und Progesteronwerte fallen ab; die Prolaktinproduktion nimmt zu).
Wenn die depressive Stimmung länger anhält oder erst später in den Wochen nach der Geburt einsetzt und sehr stark ausgeprägt ist, wird von einer **Wochenbettdepression** gesprochen. Ungefähr 5 – 10 % der Mütter machen in den ersten 6 Monaten nach der Entbindung eine depressive Phase durch, die als Wochenbettdepression bezeichnet werden kann. Die hormonelle Umstellung ist nicht der alleinige Grund für die Entstehung einer Wochenbettdepression, sondern erhöht nur das Risiko, an einer Depression zu erkranken.
Ähnliches trifft für Depressionen in den Wechseljahren („Klimakterische Depression“) zu. Frauen im Alter von 45 – 65 Jahren haben zwar vermehrt mit depressiven Verstimmungen und Depressionen zu kämpfen, aber es konnte kein direkter Zusammenhang zwischen den hormonellen Veränderungen und dem Auftreten einer Depression nachgewiesen werden.
Bei der Wochenbettdepression und den Depressionen in den Wechseljahren geht man wie bei den phasenhaften Depressionen von einer Kombination mehrerer Ursachen (biologische, psychologische und soziale) aus (☞ Kap. 2).

Depression bei einer Erkrankung aus dem schizophrenen Formenkreis

Eine depressive Symptomatik (Niedergeschlagenheit, Antriebslosigkeit, Erschöpfung, Hoffnungslosigkeit etc.) kann auch im Rahmen einer schizophrenen oder schizoaffektiven Psychose auftreten. Bei einer akuten schizophrenen Psychose stehen Verfolgungswahn, Halluzinationen (Trugwahrnehmungen), Denkstörungen und eine gestörte Selbstwahrnehmung als Symptome

im Vordergrund. Die oft monatelang anhaltenden Wahnvorstellungen können mit massiven Ängsten, Unruhe und Rastlosigkeit einhergehen und den Körper so viel Kraft kosten, dass sich danach oftmals Erschöpfung, Niedergeschlagenheit und innere Leere einstellen. Wenn es in den ersten Monaten nach einer akuten schizophrenen Psychose zu starken depressiven Symptomen kommt, die eine eigene Behandlung erforderlich machen, wird eine **postschizophrene Depression** diagnostiziert.
Eine Zwischenstellung zwischen einer schizophrenen Psychose und einer manisch-depressiven Erkrankung nimmt eine **schizoaffektive Psychose** ein. Für sie ist kennzeichnend, dass neben den typischen Symptomen einer schizophrenen Psychose in einer Erkrankungsphase entweder manische oder depressive Symptome auftreten. Wenn der Patient dabei überwiegend an depressiven Symptomen leidet, wird eine **schizodepressive Störung** diagnostiziert.

Jahreszeitlich bedingte Depression

Die jahreszeitlich bedingte Depression (seasonal affective disorder, SAD) wird auch Herbst-Winter-Depression genannt und ist nach der ICD-10-Einteilung den rezidivierenden depressiven Störungen zuzuordnen. Ihre Kennzeichen sind:

- Auftreten zu bestimmten Jahreszeiten (Spätherbst und Winter) und
- Regelmäßigkeit des Auftretens (jährlich)

Lichtmangel kann Depressionen auslösen

Man geht davon aus, dass die kürzeren Tage in Herbst und Winter mit dem Mangel an Tageslicht zu einer vermehrten Bildung von Melatonin führen. Dieses Hormon macht müde und drückt auf die Stimmung. Die Symptomatik ist sehr ähnlich wie bei anderen Formen der Depression (Lust- und Energielosigkeit, Müdigkeit, vermindertes sexuelles Interesse, Traurigkeit, sozialer Rückzug), doch bei der Herbst-Winter-Depression kommt neben dem vermehrten Schlafbedürfnis noch gesteigerter Appetit mit besonderem Verlangen nach kohlenhydratreicher Kost (z. B. Süßigkeiten, Nudeln) hinzu. Dies hat eine Gewichtszunahme zur Folge. Im Frühjahr bilden sich die Symptome in der Regel wieder vollständig zurück.
Etwa 4 – 6 % der Bevölkerung sind von der jahreszeitlich bedingten Form der Depression betroffen. Besonders häufig tritt sie in den nördlichen Breitengraden auf, in Alaska oder Schweden z. B. liegt der Anteil bei etwa 20 %.

Depressionen kombiniert mit anderen psychischen Erkrankungen

Depressionen treten relativ häufig gemeinsam mit einer oder sogar mehreren anderen psychischen Erkrankungen auf. Fachleute sprechen dann von **Komorbidität** (gemeinsames Auftreten von Krankheiten).

Etwa 20–30 % der Patienten mit einer Depression haben z. B. zusätzlich eine **Angsterkrankung**. Das ist eine psychische Störung, bei der die Betroffenen unter unangemessen starken Angst- oder Panikgefühlen und Befürchtungen leiden und u. a. mit körperlichen Symptomen wie Schweißausbrüchen, Herzrasen, Rastlosigkeit, Atemlosigkeit reagieren. Auch bei Angsterkrankungen gibt es einen international anerkannten Maßstab, der festlegt, ab wann man von einer Angststörung mit Krankheitswert spricht. Das diagnostische Gespräch dient zur Klärung, inwieweit die Ängste als Ausdruck einer Depression oder als eigenständige Erkrankung zu betrachten sind.

Mindestens einmal eine depressive Phase erleben Patienten mit den folgenden Erkrankungen:
80 % der Patienten mit einer **Zwangsstörung** (gekennzeichnet durch Zwangsgedanken und Zwangshandlungen, wie z.B. ständiges Händewaschen aus Angst, sich irgendwelche Krankheitskeime zu holen),
42 % der Patienten mit einer **generalisierten Angststörung** (gekennzeichnet durch ständige, unangemessen starke Ängste in den verschiedensten Situationen),
30 % der Patienten mit **Panikstörung** (gekennzeichnet durch kurze, abgeschlossene Phasen intensiver Angst – ohne ersichtlichen Grund) und 29 % der Patienten mit einer **sozialen Phobie** (gekennzeichnet durch Ängste in sozialen Situationen, wie z.B. die Angst, vor anderen zu essen, einen Fehler zu machen, zu erröten).

Depressionen im Zusammenhang mit einer Angsterkrankung sind heute häufiger als früher. Dagegen nehmen die in Phasen verlaufenden Depressionen und auch die manisch-depressive Erkrankung heutzutage nicht zu.

Wenn neben der Depression eine weitere psychische Erkrankung besteht, gestaltet sich die Behandlung etwas komplizierter und langwieriger. Aber auch Menschen mit vielfältigen psychischen Störungen kann sehr gut geholfen werden. Diese Möglichkeit bietet sich durch eine kombinierte Therapie mit unterschiedlichen Schwerpunkten zu verschiedenen Zeitpunkten.

2 Welche Ursachen können Depressionen haben?

Anders als ein Beinbruch lässt sich eine Depression allgemein nicht nur auf eine Ursache zurückführen. Meist sind mehrere Gründe für die Entstehung verantwortlich, die bei jedem Einzelnen unterschiedlich ins Gewicht fallen. Zu den Ursachen gehören biologische bzw. biochemische Faktoren (z. B. Vererbung, Ungleichgewicht der Botenstoffe im Gehirnstoffwechsel, Hormonumstellungen, körperliche Erkrankungen, Medikamente) ebenso wie psychosoziale Faktoren (Verlust- und Gewalterfahrungen in früher Kindheit und Jugend, Mangel an Geborgenheit und Zuwendung in der Kleinkindphase, negative familiäre Erziehungsstile; gegenwärtige Verlusterlebnisse, Schicksalsschläge oder andauernde Belastungen). Auch die aktuell vorhandenen Fähigkeiten, mit solchen Belastungen umzugehen, spielen bei der Entstehung einer Depression eine wichtige Rolle.

Inwieweit spielt Vererbung eine Rolle?

Adoptions-, Zwillings- und Familienstudien erbrachten Nachweise, dass **genetische Faktoren** (Vererbung) einen Einfluss auf die Entstehung von Depressionen haben. Mit Hilfe von Zwillingsstudien lassen sich die Anteile von Erbe und Umwelt besonders gut verdeutlichen.

Vererbung
Wenn bei einem eineiigen Zwilling eine Depression in Phasen auftritt, liegt die Wahrscheinlichkeit, dass der andere Zwilling an derselben Krankheit leidet, bei etwa 50–60%. Das ist eine sehr hohe Rate, aber eben nicht 100%. Man geht daher davon aus, dass es von der Vererbung unabhängige Faktoren gibt, die vor der Erkrankung schützen (protektive Faktoren).

Depressionen sind keine Erbkrankheit

Die Depression ist **keine** Erbkrankheit! Es konnten auch noch keine Gene ausfindig gemacht werden, die zwangsläufig zur Erkrankung führen. Depressionen treten oft gehäuft innerhalb einer Familie auf. Das bedeutet für die Mitglieder dieser Familie, dass eine erhöhte Anfälligkeit für diese Erkrankung insgesamt besteht, dass aber dennoch nicht alle erkranken müssen.

Wer neigt zu Depressionen?

Die Anfälligkeit für eine Erkrankung wird auch als **Vulnerabilität** bezeichnet und als eine Art Veranlagung oder körperliche Ausstattung gesehen, vergleichbar z.B. mit blonder Haarfarbe oder Musikalität. Bei manchen Menschen besteht eine Anfälligkeit im Magen-Darmbereich, andere sind für Allergien anfällig, wieder andere reagieren mit Kopf- oder Rückenschmerzen auf Stress. Bei Menschen mit Depressionen ist das Gleichgewicht im Gehirnstoffwechsel betroffen.

Veranschaulichung der Vulnerabilität

Wenn man an einer Kette zieht und sie damit einer extremen Belastung aussetzt, reißt sie an der Stelle mit dem schwächsten Glied. Bei Menschen mit Depressionen ist wohl der Gehirnstoffwechsel das schwächste Glied. Unter Belastung gerät er aus den Fugen. Wenn veranlagungsbedingte Vulnerabilität und aktueller Stress (d.h. augenblickliche Belastung) zusammentreffen, wird vermutlich ein kritischer Grenzwert überschritten, was zum Ausbruch der Depression führt.

Stress – das heißt Probleme und Auseinandersetzungen im Beruf (Überforderung in der Arbeit, Mobbing etc.) oder in der Familie (Beziehungskrisen, Erziehungsprobleme etc.), persönliche Verlusterlebnisse oder Schicksalsschläge (Arbeitslosigkeit, Scheidung, Tod nahe stehender Menschen, Katastrophen, Gewalterfahrungen etc.) oder chronische Belastungen (Vereinsamung, Pflege chronisch kranker Angehöriger, eigene chronische Erkrankung etc.) – können depressive Gefühle auslösen. In den meisten Fällen sind diese Gefühle vorübergehend, aber manchmal kann sich daraus eine depressive Erkrankung entwickeln, möglicherweise v.a. bei jenen Menschen, die eine erhöhte Anfälligkeit für Depressionen haben. Dies kann man als Schutzreaktion des Körpers interpretieren, der sich eine „Auszeit" nimmt.

Bei Menschen mit einer stark ausgeprägten Vulnerabilität reicht schon ein geringfügiger psychosozialer Stress aus, sie „aus der Bahn zu werfen" und eine depressive Krankheitsphase bei ihnen auszulösen. Manche geben sogar an, dass die depressive Phase sie „aus heiterem Himmel" getroffen habe, ohne dass Stressbedingungen auszumachen waren.

Aber auch bei Menschen mit einer geringeren Vulnerabilität kann durch einen Tropfen das „Fass plötzlich zum Überlaufen" gebracht werden und sich eine Depression entwickeln, weil sie immer wieder Schicksalsschläge erleiden müssen oder schweren Belastungen ausgesetzt sind.

Diese Vulnerabilität oder Verletzlichkeit hat nicht nur negative Seiten. Oft entwickeln Menschen, die an einer Depression erkranken, eine besondere Sensibilität oder auch Kreativität (Philosophie, Malerei, Musik, Gedichte etc.). Das zeigt sich bei bedeutenden Persönlichkeiten wie z.B. Ernest Hemingway oder Robert Schumann, die zwar immer wieder depressive Phasen durchmachen mussten, ihre Melancholie aber auch positiv nutzen konnten. Auch Prominente aus der heutigen Zeit, darunter der Popstar Elton John, der Hollywoodstar Harrison Ford, die Countrysängerin Dolly Parton, der Extrembergsteiger Reinhold Messner oder der Modeschöpfer Yves Saint-Laurent, haben sich schon öffentlich dazu bekannt, dass sie zeitweise unter Depressionen leiden. In dem Buch „Mittendrin und nicht dabei. Mit Depressionen leben lernen" (☞ Literaturempfehlungen in Kapitel 9) beschreiben zwei Schweizer Medienstars ihre Erfahrungen mit der Depression.

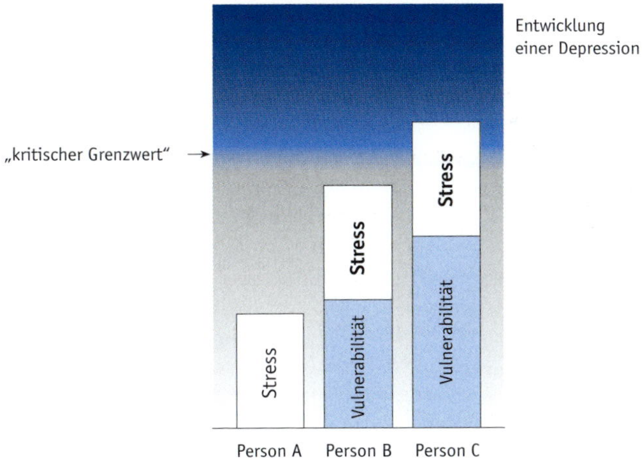

Vulnerabilitäts-Stress-Modell **Abb. 2.1**

Die positive und negative Seite der Vulnerabilität

Menschen werden mit unterschiedlicher Ausstattung ins Leben geschickt, vergleichbar mit einem Bergsteiger, der mit Bergschuhen oder Sandalen auf den Berg gehen kann. In Sandalen spürt man mehr, jeden Stein (sensibler, einfühlsamer Mensch), ist aber bei schlechtem Weg oder Regen auch mehr in Gefahr als ein Bergsteiger mit Bergschuhen (Mensch mit dickem Fell, Nerven wie Drahtseile). Andererseits sehen Sandalen hübscher aus, sind nicht so schwer und verhindern bei schönem Wetter, dass die Füße schwitzen. Und geübte Bergsteiger können auch mit Sandalen Berge gefahrlos bezwingen.

Ist Depression eine Stoffwechselkrankheit?

Nach neuerer wissenschaftlicher Auffassung kommt es bei einer Depression zu einer Störung des Stoffwechsels im Gehirn.
Um verstehen zu können, wie die körperlichen und seelischen Ursachen bei einer Depression zusammenwirken, muss man wissen, wie sich die Informationsweitergabe innerhalb unseres Gehirns normalerweise abspielt.

Weitergabe von Informationen
Die einzelnen Nervenzellen in unserem Körper und auch im Gehirn tauschen untereinander Informationen aus. Das können Sinneseindrücke sein, die von außen kommen, oder aber eigene Gedanken oder Gefühle. Wenn z.B. die Sonne scheint, erzeugt das in der Regel ein angenehm wohliges Gefühl. Der Außenreiz (z.B. Sonnenschein) wird von unseren Sinnesorganen aufgenommen und in den Nervenzellen elektrisch weitergeleitet. Bis er in unserem „Großhirnrechner" in der Großhirnrinde landet und eine Reaktion auslöst (z.B. das wohlige Gefühl), müssen drei Nervenumschaltstationen passiert werden, im Rückenmark, im Hirnstamm und im limbischen System (Bereich des Gehirns, in dem Reize mit Gefühlen verknüpft werden).
Die Nervenumschaltstationen (Synapsen) arbeiten biochemisch; hier werden Botenstoffe, so genannte Neurotransmitter, für die Weitergabe der Informationen zwischen den einzelnen Nervenzellen ausgeschüttet. Die Übertragung an einer Synapse – d.h. die Ausschüttung eines Botenstoffs am Ende einer Nervenzelle, das Durchwandern des „synaptischen Spalts" und die Aufnahme des Botenstoffes in der nächsten Nervenzelle – dauert in etwa 1–5 Millisekunden. Von dort wird der Reiz in gleicher Stärke wieder elektrisch weitergeleitet.

Da der Mensch vielen Reizen gleichzeitig ausgesetzt ist, finden auch viele solcher Übertragungen gleichzeitig statt. Mit den Nervenumschaltstationen besteht die Möglichkeit, manche Reize zu verstärken, abzuschwächen oder ganz herauszufiltern.

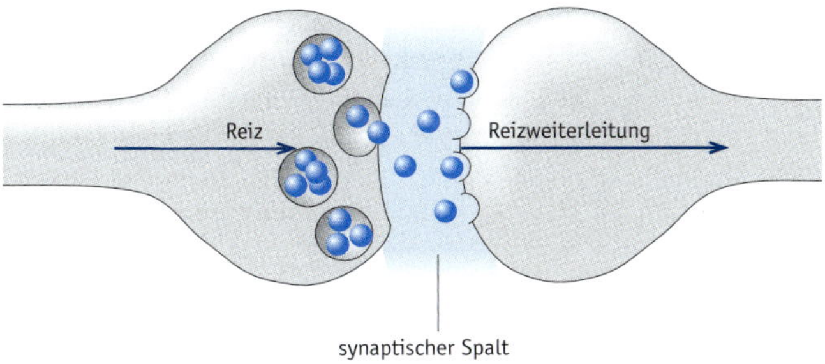

Reizübertragung **Abb. 2.2**

> So wacht z.B. eine Mutter beim geringsten Geräusch ihres Neugeborenen auf, während ein Schmerzreiz auf Dauer nur noch abgeschwächt wahrgenommen wird oder jemand, der vollkommen in eine Tätigkeit vertieft ist, das Klingeln an der Wohnungstür überhören kann.

Bei einer Depression sind bestimmte Botenstoffe, das **Serotonin** und das **Noradrenalin**, aus der Balance geraten: In den Synapsen besteht ein Mangel an frei verfügbarem Noradrenalin und/oder an frei verfügbarem Serotonin. Man spricht von einer Stoffwechselstörung.

Durch diese Stoffwechselstörung nimmt der Antrieb, etwas zu tun, ebenso ab wie die Fähigkeit, Freude oder Zufriedenheit zu empfinden. Es entsteht der typische Tunnelblick, negative Gefühle und Gedanken werden übermächtig. Bei schweren Depressionen „erstarren" die Gefühle ganz, so dass nicht einmal mehr Traurigkeit verspürt wird.

In der Therapie einer Depression soll direkt und indirekt auf diese Stoffwechselstörung eingewirkt werden. Um den Mangel an Serotonin und Noradrenalin im synaptischen Spalt zu beheben, werden biologische Behandlungsverfahren (Antidepressiva, Schlafentzug, Elektrokrampftherapie) sowie Psychotherapie (☞ Kap. 3) und Methoden der Selbsthilfe (☞ Kap. 4) eingesetzt.

Chemie und Seele, ist das kein Widerspruch?

Jahrhundertelang haben sich Theologen, Philosophen und andere Denker mit dem Leib-Seele-Problem auseinander gesetzt, d.h. mit der Frage, ob Körper und Seele als Einheit zusammengehören (Gleichheitsprinzip) oder ob sie zwei unterschiedliche Bereiche des menschlichen Seins darstellen (Gegensatzprinzip). Mit zunehmenden naturwissenschaftlichen Erkenntnissen wurde deutlich, dass bewusstes Erleben sowie alle seelischen Vorgänge und Zustände von der Funktionsfähigkeit des Gehirns abhängig sind.

Was spricht für die Einheit von Körper und Seele?

- Die geistige Entwicklung eines Kindes oder auch der gesamten Menschheit verläuft parallel zur Entwicklung des Gehirns.
- Ein Ausfall bestimmter Bereiche im Gehirn hat einen Ausfall bestimmter psychischer Leistungen zur Folge.
- Wenn das Gehirn durch chemische oder mechanische Einwirkungen nicht mehr funktionsfähig ist, enden auch psychische Vorgänge.
- Durch Zufuhr chemischer Stoffe (Alkohol, Drogen, Medikamente) verändert sich nicht nur die Gehirntätigkeit, sondern auch das psychische Erleben.
- Gefühle und Gedanken können als elektrische und chemische Vorgänge dargestellt werden und lassen sich auch messen.
- Veränderte Gedanken und Gefühle wirken sich auf die Gehirntätigkeit aus.

Diese Erkenntnisse spielen auch eine wichtige Rolle in Bezug auf die Ursachen psychischer Erkrankungen und ihre Behandlung.

Zwei Seiten einer Medaille

Wie bereits beschrieben, hat man herausgefunden, dass die seelischen Veränderungen bei einer Depression mit einem Mangel an den Botenstoffen Serotonin und Noradrenalin in den Nervenumschaltstationen im Gehirn zusammenhängen.

Andererseits kann durch Medikamente (☞ Kap 3) und Psychotherapie (☞ Kap. 3) so Einfluss auf die Gehirntätigkeit genommen werden, dass sich das psychische Befinden wieder in die gewünschte Richtung verändert, d.h. der depressiv Gestimmte seine Lebensfreude zurückgewinnt. Chemische und psychische (seelische) Vorgänge sollten daher nicht als Gegensatz begriffen werden, sondern als zwei Seiten einer Medaille, als Beschreibungen aus unterschiedlichen Blickwinkeln, als Wechselspiel biologischer und psychologischer Vorgänge in unserem Gehirn.

3 Wie werden Depressionen behandelt?

„Die Welt ist voller Leiden, aber auch voller Möglichkeiten, Leiden zu überwinden." Helen Keller

Glücklicherweise gibt es heute eine Vielzahl von Therapieverfahren, um jemandem zu helfen, eine depressive Krise zu überwinden. Im Folgenden zeigen wir einen Überblick über anerkannte Therapieverfahren in der Behandlung von Depressionen und stellen die Wirkungsweise dar.

Tabelle 3.1

Überblick über die wichtigsten Therapieverfahren bei einer depressiven Erkrankung			
Biologische Therapien	**Psychotherapie**	**Soziotherapeutische Maßnahmen**	**Ergänzende Therapieformen**
Medikamente Schlafentzug Lichttherapie Elektrokrampftherapie (EKT) Repetitive transkranielle Magnetstimulation (rTMS)	Psychoedukation, auch für Angehörige Kognitive Verhaltenstherapie Entspannungstraining Interpersonelle Psychotherapie Tiefenpsychologische Kurztherapie Seltener: klassische Psychoanalyse Familientherapie/ Paartherapie	Materielle Grundversorgung Arbeit Wohnung Finanzen Versorgung der Kinder Freizeit	Beschäftigungstherapie Arbeitstherapie Kunsttherapie Musiktherapie Sport
Unabhängig davon, welche speziellen Therapieverfahren der Patient erhält, schließt jede Behandlung auch regelmäßige, unterstützende Gespräche mit dem behandelnden Arzt als Basisangebot ein (supportive Psychotherapie).			

Wie können Medikamente helfen?

Medikamentöse Akutbehandlung

Seit etwa 50 Jahren werden zur Behandlung von Depressionen **Antidepressiva** eingesetzt. Deren Wirksamkeit wurde mittlerweile in vielen Studien weltweit belegt. Durch Antidepressiva lassen sich auch die schwersten Formen von Depressionen behandeln, so dass die Krankheit ihren Ruf der „Unheilbarkeit" verloren hat.

Wie der Name schon sagt, werden Antidepressiva vor allem zur Behandlung von depressiven Verstimmungszuständen eingesetzt. Sie sollen den Körper dabei unterstützen, mit dem Mangel an Botenstoffen (Serotonin und Noradrenalin) im Gehirn besser fertig zu werden. Antidepressiva geben sozusagen eine „Starthilfe" für die Selbstheilungskräfte des Körpers, damit sie sich wieder entfalten und eine Besserung der Stimmung möglich wird. Neben den Antidepressiva werden in der Behandlung von Depressionen auch noch andere Medikamente verwendet, um gezielt Ängste oder innere Spannungszustände zu verringern, Wahngedanken aufzulösen oder den Schlaf zu verbessern.

Antidepressiva

Es gibt verschiedene Substanzklassen. Sie sind alle gut wirksam und unterscheiden sich nur im Profil der Wirkung und möglicher Nebenwirkungen. Abhängig davon entscheidet man sich in jedem Einzelfall für eine bestimmte Substanz. **Kein** Antidepressivum macht abhängig!

„Klassische" Antidepressiva (Trizyklika und Tetrazyklika)

Sie erhöhen das Angebot von Serotonin und Noradrenalin im synaptischen Spalt zwischen den Nervenzellen. Mögliche Nebenwirkungen sind: Mundtrockenheit, Verstopfung, niedriger Blutdruck, Übelkeit, verschwommenes Sehen oder auch Gewichtszunahme.
Handelsnamen: Saroten®, Tofranil®, Anafranil®, Aponal®, Equilibrin®, Stangyl®, Noveril®, Ludiomil®, Tolvin® etc.

Selektive Serotonin- Wiederaufnahmehemmer (SSRI)

Sie wurden in den letzten Jahren entwickelt und erhöhen gezielt das Angebot von Serotonin im synaptischen Spalt zwischen den Nervenzellen. Mögliche Nebenwirkungen sind: Übelkeit, Appetitlosigkeit, Unruhe, Schlaflosigkeit, Kopfschmerzen.
Handelsnamen: Seroxat®, Tagonis®, Sepram®, Fevarin®, Fluctin®, Cipramil®, Zoloft®, Nefadar® etc.

Sonstige neue Antidepressiva

Sie erhöhen das Angebot von Serotonin und Noradrenalin (z. B. Remergil®, Trevilor®) oder gezielt das Angebot von Noradrenalin (z. B. Edronax®). Hinsichtlich des Wirkprofils und möglicher Nebenwirkungen sind sie den SSRI ähnlich.

Monoaminooxidasehemmer (MAO-Hemmer)

Sie blockieren das Enzym, das Serotonin und Noradrenalin abbaut. Mögliche Nebenwirkungen sind: Schlafstörungen, Kopf-

schmerzen, Schwindel. Bei den sog. „irreversiblen“ MAO-Hemmern (Jatrosom N®, Parnate®) muss man eine spezielle Diät einhalten (Tyramin-freie Kost: v. a. keine Bohnen, keinen reifen Käse, keinen Rotwein; genaue Informationen über behandelnden Arzt erfragen), da sonst der Blutdruck stark ansteigen kann. Bei den reversiblen MAO-Hemmern (Aurorix®) ist keine Diät notwendig.
Handelsnamen: Jatrosom N®, Parnate®, Aurorix®

Pflanzliche Mittel (Phytopharmaka)

Sie wirken in unterschiedlichem Ausmaß stimmungsaufhellend (z.B. Johanniskraut) oder beruhigend (z.B. Baldrian). Johanniskraut wird bei leichten bis mittelgradigen Depressionen angewandt, allein oder in Kombination mit anderen Medikamenten. Entgegen der landläufigen Meinung können auch pflanzliche Mittel Nebenwirkungen verursachen (z.B. erhöhte Lichtempfindlichkeit, Pigmentverschiebungen, Wechselwirkungen mit anderen Medikamenten).
Handelsnamen: Jarsin®, Neuroplant®, Remotiv®, Sedariston®, Valdispert®

Beruhigungsmittel (Tranquilizer) und Schlafmittel (Sedativa)

Sie mildern das Angsterleben und fördern den Schlaf. Sie helfen in den ersten Wochen der Behandlung, bis die Antidepressiva voll zur Wirkung kommen. Barbiturate als Schlafmittel spielen bei der Behandlung von Depressionen heutzutage kaum noch eine Rolle, sondern sind nur noch bei speziellen Epilepsieformen von Bedeutung.
Bei längerer Einnahme können sie abhängig machen.
Handelsnamen: Tavor®, Valium®, Tranxilium®, Tafil®, Lexotanil®, Adumbran®, Rohypnol®, Noctamid® etc.

Neuroleptika (Mittel gegen Wahnvorstellungen, Angespanntheit, Angst und Schlafstörungen)

Neuroleptika blockieren die übermäßige Wirkung des Überträgerstoffes Dopamin. Sie werden in erster Linie bei sog. psychotischen Symptomen, wie z.B. wahnhaften Schuldideen, Verarmungswahn oder wahnhaft hypochondrischen Befürchtungen eingesetzt. Niederpotente Neuroleptika wirken vor allem beruhigend und helfen daher auch bei Unruhe, Angst oder Schlafstörungen; im Gegensatz zu den Beruhigungsmitteln machen sie aber nicht abhängig.
Je nach Wirkstoffklasse können bei den Neuroleptika ähnliche **Nebenwirkungen** wie bei Antidepressiva auftreten (z.B. Mund-

trockenheit, Kreislaufprobleme), bei klassischen und hochpotenten Neuroleptika auch Bewegungsstörungen.
Handelsnamen:
Klassische hoch- und mittelpotente Neuroleptika: Haldol®, Fluanxol®, Imap®, Taxilan®
Sog. „atypische" Neuroleptika: Zyprexa®, Risperdal®, Solian®, Leponex®, Seroquel®, Zeldox®
Klassische niederpotente Neuroleptika: Atosil®, Neurocil®, Melleril®

Was hilft bei Nebenwirkungen?

Eine erfolgreiche und risikoarme Behandlung hängt vor allem davon ab, dass die Patienten ihre behandelnden Ärzte rechtzeitig auf beginnende Nebenwirkungen aufmerksam machen und sie umfassend schildern. Durch geeignete Maßnahmen kann dann rasch für Abhilfe gesorgt werden.
Mundtrockenheit: viel trinken, zuckerfreie Kaugummi kauen, zuckerfreie Fruchtbonbons lutschen
Schwindel, niedriger Blutdruck, Müdigkeit: langsam aus dem Liegen aufrichten, leichte körperliche Betätigung (z. B. Rad fahren, Gymnastik, Treppen steigen), Medikamente abends nehmen, kreislaufstabilisierende Medikamente, Wechselduschen etc.
Verstopfung: viel trinken, ballaststoffreiche Ernährung, viel Bewegung
Gewichtszunahme: Ernährungsberatung, viel Bewegung
Händezittern: viel trinken, evtl. Dosis der Medikamente verringern, evtl. zusätzliche Medikamente (z. B. Betablocker), Entspannungstraining (da sich das Zittern unter Anspannung in sozialen Situationen verstärkt).

Wie weiß man, ob die Medikamente tatsächlich helfen?

Nahezu allen Patienten mit Depressionen kann durch antidepressiv wirkende Medikamente geholfen werden, auf jeden Fall lässt sich zumindest eine Besserung des Zustands erreichen. Bei der Vielfalt an verfügbaren Mitteln gegen Depressionen ist es nicht so einfach vorauszusagen, welches Medikament bei welchem Patienten am schnellsten und besten wirkt.
Die Wahl des Medikaments hängt davon ab, welche Symptome bei einem Patienten im Vordergrund stehen und welche Wirkung man sich verspricht. Im Gegensatz zu vielen anderen Medikamenten dauert es bei Antidepressiva in der Regel etwa 2–4 Wochen, bis die erwarteten Wirkungen spürbar werden oder zumindest eine teilweise Besserung eintritt. So lange sollte unbedingt gewartet werden, bevor man ein anderes Medikament ausprobiert. Da es bei manchen Patienten nicht gleich mit dem

ersten Medikament zu einer Besserung kommt, kann es 8 Wochen oder auch länger dauern, bis das richtige Medikament und die richtige Dosierung gefunden sind, damit die Depression erfolgreich bekämpft werden kann.

Behandlungsdauer

Unbehandelt dauern depressive Krankheitsphasen im Durchschnitt 6–24 Monate. Bei einer medikamentösen Behandlung macht sich die Wirkung in der 2. oder 3. Behandlungswoche bemerkbar, und gewöhnlich sind ab der 6. bis 8. Behandlungswoche die Symptome weitgehend verschwunden. Die Behandlung sollte nach den internationalen Behandlungsleitlinien auch nach dem Erreichen der klinischen Besserung noch etwa 9 Monate in der wirksamen Dosis fortgesetzt werden (Erhaltungstherapie), um einen Rückfall zu verhindern. Unter Rückfall versteht man das Wiederauftreten der Symptome, noch ehe eine völlige Gesundung erreicht worden ist.
Bei wiederholt aufgetretenen Depressionen kann es erforderlich sein, dass die Medikamente über einen mehrjährigen Zeitraum eingenommen werden müssen, um eine Wiedererkrankung zur verhindern (medikamentöse Langzeitbehandlung).

Medikamentöse Langzeitbehandlung

Bei 50–60% der Patienten, die zum **ersten Mal** an einer unipolaren Depression, d.h. nur mit depressiven Verstimmungszuständen und nicht in Kombination mit Manien, erkrankt sind, kommt es **ohne** Langzeitbehandlung in den nächsten Jahren zu einer weiteren Erkrankungsphase. Demnach hat etwa die Hälfte dieser Patienten die Chance, auch ohne Langzeitbehandlung nicht sofort wieder zu erkranken. Bei Patienten, die schon **zwei** depressive Episoden erlebt haben, beträgt das Wiedererkrankungsrisiko schon 70%, wenn sie keine Langzeitbehandlung erhalten. Wenn Patienten schon **drei und mehr** Krankheitsphasen erlebt haben, ist bei mindestens 90% von ihnen mit einer weiteren Erkrankungsphase innerhalb von fünf Jahren zu rechnen.

Langzeitbehandlung

Eine Langzeitbehandlung stellt eine wichtige Möglichkeit der Vorbeugung dar und wird als **medikamentöse Rezidivpropylaxe** oder Phasenprophylaxe bezeichnet. Dies bedeutet, über einen längeren Zeitraum hinweg regelmäßig Medikamente einzunehmen, um so das Auftreten weiterer depressiver oder auch manischer Phasen (bei bipolarer affektiver Erkrankung) zu verhindern.

Bei einer medikamentösen Langzeitbehandlung erkranken trotzdem ca. 20–30% der Patienten mit unipolarer Depression innerhalb von fünf Jahren erneut. Bei Patienten mit bipolarer (manisch-depressiver) Erkrankung beträgt die Wiedererkrankungsrate etwa 30–40%.

> Selbst wenn somit nicht vollkommen verhindert werden kann, dass einige der Betroffenen erneut erkranken, verringert sich durch die **Langzeitbehandlung** zumindest die Häufigkeit, die Dauer oder auch die Schwere von erneuten Krankheitsphasen.

Wann ist eine medikamentöse Langzeitbehandlung zu empfehlen?

Eine medikamentöse Langzeitbehandlung wird empfohlen, wenn innerhalb des letzten Jahres mindestens zwei Krankheitsphasen oder innerhalb der letzten drei Jahre mindestens drei Krankheitsphasen aufgetreten sind. Die Weltgesundheitsorganisation (WHO) empfiehlt eine medikamentöse Langzeitbehandlung bereits, wenn innerhalb der letzten fünf Jahre mindestens zwei Krankheitsphasen aufgetreten sind.

Die Entscheidung für oder gegen eine medikamentöse Langzeitbehandlung trifft immer der Patient selbst. Sie ist sicherlich von seinen persönlichen Erfahrungen mit Medikamenten und Nebenwirkungen, seinem Wissen über Wirkungsweise und Wirksamkeit der Medikamente, seiner allgemeinen Einstellung gegenüber der Medikamenteneinnahme und seinen eigenen Fähigkeiten und Möglichkeiten zur Symptomverringerung und Stressbewältigung abhängig.

Eine medikamentöse Langzeitbehandlung sollte möglichst frühzeitig eingeleitet werden, damit die negativen Auswirkungen einer erneuten Erkrankung (psychosoziale Probleme in Arbeit und Partnerschaft; Risiko der Chronifizierung; Selbstmordgefahr) möglichst vermieden werden. Dank einer sorgfältigen Dauertherapie können heutzutage auch Patienten mit einer ausgeprägten Anfälligkeit für Depressionen (Vulnerabilität) ein „normales“ Leben führen.

Wie lange sollen die Medikamente eingenommen werden?

Bei Ersterkrankten sollte die medikamentöse Behandlung noch mindestens 4–9 Monate nach ihrer Wiederherstellung beibehalten werden (Erhaltungstherapie). Für Patienten mit mehreren depressiven Episoden liegt die Behandlungsdauer zwischen einem Jahr und lebenslang, abhängig von der bisherigen Krankengeschichte (häufige Krankheitsphasen erfordern eine längere

Behandlung), dem Schweregrad der Depression, den aufgetretenen Nebenwirkungen sowie der Entscheidung des Patienten, welches Risiko er einzugehen bereit ist.

Ist eine Langzeitbehandlung mit Antidepressiva möglich?

Eine vorbeugende Behandlung mit Antidepressiva ist besonders für unipolare Depressionen geeignet. Bei Manien und bipolaren Störungen muss die Rezidivprophylaxe mit stimmungsstabilisierenden Medikamenten, wie Lithium und Antiepileptika, kombiniert werden. Die medikamentöse Langzeitbehandlung sollte mit einer Dosierung erfolgen, die sich in der Akutphase als wirksam und ausreichend erwiesen hat.

Antidepressiva machen nicht abhängig.
Medikamente oder Drogen, die abhängig machen, haben die Eigenschaft, dass ihre Dosis im Laufe der Zeit gesteigert werden muss, um die gleiche Wirkung zu erzielen. Beim Absetzen dieser Mittel kommt es zu Entzugserscheinungen.
Beides ist bei Antidepressiva nicht der Fall. Eine einmal gefundene wirksame Dosis kann unbedenklich in der Langzeitbehandlung beibehalten werden. Beim Verringern der Dosis oder beim Absetzen der Antidepressiva treten keinerlei Entzugserscheinungen auf. Allerdings sollte man Antidepressiva nach längerer Einnahme nicht schlagartig absetzen, da dadurch eine Gegenregulationsdepression („Rebound-Depression") hervorgerufen werden könnte.

Antidepressiva machen nicht abhängig!

Wie sieht eine Langzeitbehandlung mit stimmungsstabilisierenden Medikamenten (Phasenprophylaktika) aus?

Näher beschrieben wird hier die Behandlung mit Lithium und Antiepileptika wie Carbamazepin, Valproat und Lamotrigin.

Lithium

Präparate: Hypnorex®, Quilonum®, Lithium-Duriles®
Dosis: 400 – 1800 mg
Lithium ist ein Element wie Kalium oder Natrium. In der Natur und in Arzneimitteln liegt es in Salzform vor. Alle Menschen haben Spuren von Lithium im Körper, der natürliche Lithiumgehalt im Blut beträgt etwa 0,05 mmol/l. Bei Verzehn- bzw. zwanzigfachung dieses Wertes durch ein Lithiumpräparat wird eine therapeutische Wirksamkeit erzielt. Hier sind drei Lithiumsalze wichtig: Lithiumcarbonat, Lithiumacetat und Lithiumsulfat.
Lithium wird zur Vorbeugung eingesetzt. Seine Wirksamkeit tritt erst langfristig ein. Durch Lithium können erneute manische

Tabelle 3.2 Unerwünschte Wirkungen des Lithiums nach der Stärke der subjektiven Beeinträchtigung

Nebenwirkung	Häufigkeit	Gegenmaßnahme
Gewichtszunahme (4–7 kg in den ersten 2 Jahren)	Bei etwa 2/3 der Patienten	Kalorienarme Ernährung und Getränke; Sport
Nivellierung des Stimmungsniveaus (eingeschränkte Begeisterungsfähigkeit)	Bei 5–10 % der Patienten	Dosisreduktion, evt. Umsetzen auf andere Medikamente
Feinschlägiges Fingerzittern	Bei etwa 2/3 der Patienten in unterschiedlicher Ausprägung, ist bei den meisten Patienten mit der Zeit rückläufig	Gabe von Betablocker Umsetzen auf andere Medikamente
Vergrößerung der Schilddrüse	Bei 5–10 % der Patienten, Schilddrüsenunterfunktion bei bis zu 20 %	Behandlung mit Schilddrüsenhormon Thyroxin
Verdauungsbeschwerden, Magendrücken, häufiger Stuhlgang, leichter Durchfall	Tritt bei einigen Patienten auf, bildet sich in den meisten Fällen von selbst zurück	

oder depressive Krankheitsepisoden hinausgezögert, verkürzt und abgeschwächt, in vielen Fällen sogar ganz verhindert werden. Bei bipolaren (manisch-depressiven) Erkrankungen ist Lithium das Mittel erster Wahl.

Weitere wichtige Informationen zur Lithiumbehandlung

- Eine Schwangerschaft sollte während der Behandlung konsequent verhütet werden, da Schäden für das Kind während der ersten 3 Schwangerschaftsmonate nicht mit absoluter Sicherheit ausgeschlossen werden können. Allerdings ist nach neueren Studien das Risiko deutlich geringer als bisher angenommen. Bei Kinderwunsch sollte mit dem behandelnden Arzt eine optimale Behandlungsmethode besprochen werden.
- Wichtig sind regelmäßige Tabletteneinnahme und am Anfang häufigere, regelmäßige Blutkontrollen. Der Lithiumspiegel wird 12 Stunden nach der letzten Lithiumeinnahme gemessen und sollte zwischen 0,6 und 1,1 mmol/l Blut liegen.
- Krankheiten, Fieber, starkes Schwitzen, Durchfall, Abmagerungskuren, kochsalzarme Ernährung und Entwässerungstabletten beeinflussen den Lithiumhaushalt und können zu einer Lithiumvergiftung führen.
  Erste Anzeichen einer Lithiumvergiftung sind:
  - Verwaschene, undeutliche Sprache
  - Müdigkeit

- zunehmendes Händezittern, weiche Knie
- später: stolpernder Gang, Gleichgewichtsprobleme, evtl. Übelkeit und Erbrechen, Magenschmerzen, Durchfall, Gleichgültigkeit und Schwäche, Krampfanfälle.

Durch sofortige Flüssigkeitszufuhr können die Beschwerden meistens rasch gelindert werden. Bei ausgeprägter Vergiftung (Lithium-Spiegel >1,6 mmol/l) sollte zur Sicherheit eine stationäre Behandlung erfolgen.

Carbamazepin

Präparate: Tegretal®, Timonil®, Finlepsin®, Fokalepsin®, Sirtal®
Dosis: 200 – 1 000 mg
Carbamazepin ist ein Antiepileptikum, ein Medikament, das seit langem vor allem in der Neurologie eingesetzt wird zur Behandlung von Krampfanfällen (epileptischen Anfällen) und Nervenschmerzen (Neuralgien). In den letzten Jahren hat sich gezeigt, dass Carbamazepin auch gut für die Behandlung von manisch-depressiven Erkrankungen geeignet ist.
Carbamazepin hilft in der akuten Phase einer Manie und kann sie rascher zum Abklingen bringen. Es dient zur Vorbeugung zukünftiger Krankheitsphasen bei bipolaren Erkrankungen und in manchen Fällen auch bei unipolaren Depressionen, vor allem bei ängstlich agitierter Depression. Carbamazepin wirkt stimmungsstabilisierend, ähnlich wie Lithium. D. h., erneute manische oder depressive Krankheitsepisoden können hinausgezögert, verkürzt und abgeschwächt, manchmal sogar ganz verhindert werden. Besonders geeignet scheint Carbamazepin bei so genannten affektiven Mischzuständen zu sein, wenn also sowohl Niedergeschlagenheit und Gereiztheit, Freude und Verdrießlichkeit, Wut und Trauer ganz nah beieinander liegen und ständig wechseln.

Tabelle 3.3

Unerwünschte Wirkungen von Carbamazepin

Nebenwirkung	Häufigkeit	Gegenmaßnahme
Müdigkeit, Schwindelgefühl, Übelkeit	Bei etwa 10 – 20 %; vor allem zu Beginn	Durch langsame Dosissteigerung vermeidbar; klingt meist von selbst wieder ab
Allergische Hautausschläge	Bei etwa 3 – 18 % der Patienten	Bei schweren Allergien ist Absetzen erforderlich
Veränderungen des Blutbilds (Verminderung der weißen Blutkörperchen), der Leberwerte und vereinzelt Verminderung der Natriumkonzentration im Blut	Relativ häufig	Regelmäßige Laborkontrollen, bei schweren Veränderungen der Laborwerte ist Absetzen erforderlich

Carbamazepin bietet sich als sinnvolle Alternative zu Lithium an, wenn die Lithiumtherapie nicht erfolgreich ist oder wenn ein Patient Lithium nicht verträgt. Manchmal bringt eine Kombination von Lithium und Carbamazepin noch bessere Ergebnisse als nur ein Medikament allein.
Bei vielen Patienten ist Carbamazepin besser verträglich als Lithium. Trotzdem können auch Nebenwirkungen auftreten, vor allem zu Behandlungsbeginn. Oft klingen sie aber von selbst wieder ab.

Weitere wichtige Informationen zur Carbamazepin-Behandlung

- Carbamazepin kann die Wirkung der Antibabypille abschwächen. Deshalb sollte auf andere Verhütungsmethoden ausgewichen werden.
- Um mögliche Nebenwirkungen frühzeitig erkennen und behandeln zu können, werden während der Carbamazepin-Behandlung regelmäßige Kontrollen durchgeführt (von Blutbild, Leberwerten; EKG-Untersuchung) und häufiger der Carbamazepin-Spiegel im Blut bestimmt (Sollwert: 6 – 12 mmol/l): zu Beginn wöchentlich, nach 1 Monat monatlich, nach 3 Monaten vierteljährlich.
  Anzeichen einer Carbamazepin-Vergiftung sind:
  Übelkeit, Erbrechen, Durchfall, Gleichgewichtsstörungen mit Gangunsicherheit, starkes Zittern, Muskelzuckungen oder -verkrampfungen, verwaschene Sprache, Doppelbildersehen, Augenzittern, starke Schläfrigkeit, Verwirrtheit, beschleunigter oder verlangsamter Herzschlag, Blutdruckabfall, Krampfanfälle, Bewusstlosigkeit.

Valproat (Valproinsäure)

Präparate: Ergenyl®, Convulex®, Leptilan®, Orfiril®
Dosis: 500 – 1 000 mg
Valproat, ein ebenfalls aus der Epilepsiebehandlung stammender Stoff, gilt als wirksames Mittel zur Behandlung der akuten Manie und ist ein von der Weltgesundheitsorganisation (WHO) anerkannter Stimmungsstabilisator.
Seine antidepressive Wirkung wird eher als gering eingeschätzt und ist noch nicht wissenschaftlich nachgewiesen worden. Valproat weist aber verschiedene Vorteile auf:

- Bei akuter Manie kann es sofort in voller Wirkdosis gegeben werden.
- Es eignet sich auch bei Mischzuständen und rapid cycling.
- Es treten weniger Wechselwirkungen (d.h. gegenseitige Wirkungsverstärkung oder -abschwächung) mit anderen Medikamenten auf.

- Vergiftungserscheinungen sind auch bei hoher Dosierung unwahrscheinlich.

Aus diesen Gründen wird Valproat in den USA häufiger als Lithium und Carbamazepin zur Phasenprophylaxe bei bipolaren Erkrankungen verwendet. In Deutschland hat Valproat noch keinen so hohen Stellenwert, da seine formale Zulassung für diese Indikation nach Arzneimittelrecht durch die Bundesbehörde noch nicht vorliegt (Stand: Juli 2002).

Unerwünschte Wirkungen von Valproat

Valproat wird in den meisten Fällen gut vertragen. Mögliche Nebenwirkungen sind:

- Müdigkeit, leichter Schwindel, Durchfall, Erbrechen, Zittern
- Erhöhung der Leberwerte, Erniedrigung der Blutplättchenzahl (bei etwa 10% der Patienten; kann bei gleichzeitiger Behandlung mit Acetylsalicylsäure zu erhöhter Blutungsneigung führen)
- Haarausfall (reversibel, d.h. bildet sich beim Absetzen wieder zurück)
- Gewichtszunahme (bei etwa der Hälfte der Patienten, jedoch geringer ausprägt als bei Lithium)

Weitere wichtige Informationen zur Valproat-Behandlung

- Eine Schwangerschaft sollte vermieden werden, um Schädigungen beim Kind möglichst auszuschließen. Im Unterschied zur Carbamazepin-Behandlung kann bei Valproat-Behandlung jedoch mit der „Pille" verhütet werden.
- Um gefährliche Nebenwirkungen früh zu erkennen und ihnen gegensteuern zu können, sollten zu Beginn und während der Behandlung regelmäßig Blutbild, Leberwerte und die Bauchspeicheldrüse kontrolliert werden (in den ersten 2 Monaten alle 2 Wochen, dann monatlich, später bei gleichbleibend normalen Befunden auf alle 4–6 Monate ausdehnbar).
- Eine seltene, aber gefährliche Nebenwirkung von Valproat in Kombination mit bestimmten Neuroleptika kann das Valproat-Koma sein. Wird diese Diagnose durch EEG-Befunde bestätigt, muss Valproat sofort abgesetzt werden.
  Erste Anzeichen für ein Valproat-Koma sind:
  - Verwirrtheit,
  - Kopfschmerzen,
  - Schwindel,
  - Übelkeit,
  - bei Fortschreiten: Schläfrigkeit, Gleichgültigkeit und Schwäche, Atemstillstand.

Lamotrigin

Präparat: Lamictal®
Dosis: 50–400 mg
Lamotrigin ist ein relativ neues Antiepileptikum, das auch zur Behandlung und zur Vorbeugung von unipolaren wie bipolaren depressiven Erkrankungen eingesetzt werden kann. Von Vorteil scheint eine Langzeitbehandlung mit Lamotrigin besonders bei Patienten zu sein, die unter wiederkehrenden schweren Depressionen und hypomanen Zuständen leiden. Auch das so genannte „rapid cycling" kann durch Lamotrigin günstig beeinflusst werden.
Von den Patienten selbst wurde in einer Befragung Lamotrigin als gut wirksames und am besten verträgliches Mittel von allen stimmungsstabilisierenden Medikamenten beschrieben.

Unerwünschte Wirkungen von Lamotrigin

Nebenwirkungen sind in der Lamotrigin-Behandlung sehr selten, wenn die empfohlene langsame Steigerung der Dosis eingehalten wird. Mögliche Nebenwirkungen sind:
- Müdigkeit
- Schwindel
- Hautausschlag. Tritt nur relativ selten auf, besonders bei zu schneller Steigerung der Dosis zu Beginn der Behandlung. Wird zu spät darauf reagiert, kann es zu Hautablösungen und Leberversagen kommen (Stevens-Johnson-Syndrom).

Weitere wichtige Informationen zur Lamotrigin-Behandlung

- Eine Schwangerschaft sollte unter Lamotrigin-Behandlung vermieden werden, da noch keine ausreichenden Erfahrungen mit dem Medikament vorliegen. Die „Pille" kann zur Schwangerschaftsverhütung eingesetzt werden, da keine Wechselwirkungen bekannt sind. Lamotrigin wird über die Leber abgebaut, deshalb sollten regelmäßig die Leberwerte kontrolliert werden, um bei Wechselwirkungen mit anderen Medikamenten, die auch über die Leber abgebaut werden, die Dosis entsprechend anpassen zu können.

Wie kann Psychotherapie bei Depressionen helfen?

„Psychotherapie" bedeutet wörtlich übersetzt Behandlung mit seelischen Mitteln. Unter dem Oberbegriff „Psychotherapie" werden recht unterschiedliche Verfahren zusammengefasst, die als Einzel- oder Gruppentherapie bei seelischen und körperlichen Erkrankungen angewendet werden können. Eine psychotherapeutische Behandlung dient dazu, nach den „nicht-körperlichen" Gründen der Erkrankung zu suchen, um sie ausräumen bzw. entsprechend behandeln zu können. Auf der anderen Seite geht es in der Psychotherapie ebenfalls darum Schwierigkeiten, die sich infolge der Erkrankung ergeben, besser bewältigen zu können.

In einer **Einzeltherapie** finden regelmäßige Gespräche zwischen einem Patienten und einem Therapeuten (meist Psychiater oder Psychologe) statt. Hierbei kann besonders gut auf die persönlichen Erfahrungen des Patienten eingegangen und dazu beigetragen werden, dass er seine Krankheitserlebnisse verarbeitet. Im akuten Krankheitsstadium haben einzeltherapeutische Sitzungen eher einen unterstützenden (supportiven) Charakter, später können dann je nach Ausbildung des Therapeuten spezifische Verfahren angewandt werden.

Gruppentherapeutische Sitzungen werden in der Regel mit einer kleinen Anzahl von Patienten (ca. 6–12 Teilnehmer) durchgeführt. Die Leitung der Gruppe übernehmen ein oder zwei erfahrene Therapeuten. Diese Therapieform hat den Vorteil, dass die Teilnehmer von den Erfahrungen der anderen lernen können. Eigene Wahrnehmungen, Einstellungen und Verhaltensweisen können in der Gruppe angesprochen und mit Hilfe der anderen Gruppenmitglieder verändert werden. Eine Gruppentherapie ist jedoch erst sinnvoll, wenn die schlimmsten Symptome abgeklungen sind, d.h. wenn sich der Patient wieder konzentrieren und auf ein Gruppengespräch einlassen kann.

Psychotherapeutische Verfahren

Bei den spezifischen psychotherapeutischen Verfahren lassen sich zwei Hauptrichtungen unterscheiden, nämlich **psychoanalytische** und **verhaltenstherapeutische** Ansätze.

Depressionen können insbesondere mit der „kognitiven Verhaltenstherapie" sowie der „interpersonellen Psychotherapie" (IPT), einer depressionsspezifischen, relativ neuen Form der Psychotherapie, wirksam behandelt werden.

Supportive (unterstützende) Psychotherapie

Wenn die Gespräche mit dem behandelnden Arzt oder Therapeuten nicht im Rahmen eines spezifischen psychotherapeutischen Verfahrens geführt werden, sondern sich mehr nach den direkten Bedürfnissen des Patienten richten und ihm bei der Lösung von Alltagsproblemen helfen sollen, spricht man von supportiver (unterstützender) Psychotherapie. Bei diesen therapeutischen Gesprächen geht es häufig um die Medikamenteneinnahme, die Vermittlung von sozialen oder finanziellen Hilfen und berufliche oder familiäre Entscheidungen. Der Therapeut übernimmt hier im Vergleich zu anderen Formen der Psychotherapie eine sehr aktive Rolle und hat eher beratende Funktion. Diese Art der Psychotherapie könnte man als Basis-Psychotherapie ansehen, die jeder Patient von seinem Arzt erhalten sollte und die auch schon in der akuten Phase der Erkrankung angewandt werden kann.

Psychoedukative Gruppen

Als weitere Form einer Basis-Psychotherapie bei Depressionen werden in vielen Kliniken psychoedukative Gruppen für Patienten und auch eigene Gruppen für deren Angehörige angeboten (☞ Kap. 5).

Was ist Psychoedukation?
Unter Psychoedukation versteht man die Verknüpfung von sachlicher **Informationsvermittlung** über eine bestimmte Erkrankung mit den pschotherapeutischen Wirkungen einer Gruppentherapie. Im Mittelpunkt steht das gemeinsame Gespräch und der Erfahrungsaustausch der Patienten bzw. Angehörigen untereinander und mit dem Gruppenleiter. Hierbei wird immer wieder auf das bereits vorhandene Erfahrungswissen der Teilnehmer zurückgegriffen, um darauf aufbauend die wichtigsten wissenschaftlichen Erkenntnisse zu vermitteln. Dadurch sollen die Patienten bzw. Angehörigen einen vernünftigen Überblick über die Erkrankung, die erforderlichen Behandlungsmaßnahmen und die Selbsthilfemöglichkeiten bekommen. Neben der Informationsvermittlung spielt die **emotionale Entlastung** eine ganz wesentliche Rolle. Damit ist gemeint, dass die mit dieser Erkrankung zwangsläufig verbundene Betroffenheit und Erschütterung entsprechend aufgefangen und bearbeitet werden.

Bisher gilt als gesichert, dass durch den Besuch von psychoedukativen Gruppen das Wissen über die Behandlung deutlich zunimmt, die Zusammenarbeit mit den Therapeuten (die so genannte Compliance) verbessert wird und die Zufriedenheit mit der Behandlung insgesamt steigt. Der Wissenszuwachs und das Gefühl, sehr gut über die eigene Angelegenheit Bescheid zu wissen, geben Selbstsicherheit und Selbstbewusstsein. Dadurch

kann sich wieder Hoffnung breit machen, die oft ungeahnte Kräfte freisetzt.
Ziel dieser Therapie ist ein Patient, der gut informiert ist und gelernt hat, dass er durch Veränderung seiner Einstellungen und seiner Lebensweise aktiv auf seine Stimmungslage einwirken kann, der auftretende Beschwerden rechtzeitig erkennen, richtig einordnen und mit den entsprechenden Mitteln für Abhilfe sorgen kann, der sich rechtzeitig von anderen Hilfe holt und es dadurch schafft, nicht mehr oder sehr viel seltener stationär in einer Klinik behandelt werden zu müssen.

Psychoanalytische Therapieverfahren

„In der Tiefe des Winters erfuhr ich schließlich, dass in mir ein unbesiegbarer Sommer liegt." Albert Camus

Die Psychoanalyse geht zurück auf den Wiener Nervenarzt Sigmund Freud, der diesen Begriff 1896 als Erster verwendet hat. Unter Psychoanalyse sind sowohl Theorien zur Persönlichkeit, zur Entwicklungspsychologie und zur Krankheitsentstehung als auch eine Behandlungsmethode zu verstehen.
Es gibt mittlerweile viele verschiedene Ansätze und Formen der psychoanalytischen Psychotherapie. Sie unterscheiden sich vor allem im Umfang (von 10 Stunden bei der Kurzzeittherapie bis zu 800 Stunden bei der „klassischen" Psychoanalyse), in der Häufigkeit der Sitzungen (1- bis 4-mal pro Woche), der Haltung des Therapeuten (aktiv oder passiv) und den Therapiezielen (begrenzt oder umfassend).

In der Behandlung der Depression kommen vor allem die tiefenpsychologisch fundierte Psychotherapie, die etwa 50 bis 100 Stunden umfasst und 1–2 Jahre dauert, oder die psychoanalytische Kurzzeitpsychotherapie, die auf 10–40 Stunden begrenzt ist, zur Anwendung.

Mit Hilfe dieser Verfahren sollen die psychologischen Gründe für die seelische Erkrankung herausgefunden werden. Dabei wird versucht, im vertraulichen Gespräch die Zusammenhänge zwischen der persönlichen Lebensgeschichte und den aktuellen Konflikten zu erhellen und zu bearbeiten. Dazu wird auch versucht, Eindrücke und Erlebnisse der frühen Kindheit und Jugend in Erinnerung zu bringen und zu analysieren. Auf diese Weise sollen unbewusste Konflikte dem Bewusstsein zugänglich gemacht werden und so ihren störenden Einfluss verlieren. Dadurch kann erreicht werden, dass aktuelle Konflikte (z. B. starke

Abhängigkeitswünsche, Enttäuschungen, Wut, Entscheidungsschwierigkeiten) angemessener gelöst werden können. Als therapeutische Techniken werden Deutung, Übertragung und Gegenübertragung genutzt.
Eine tiefenpsychologisch fundierte Behandlung setzt Reflexionsfähigkeit und die Bereitschaft voraus, sich zu öffnen, daher lässt sie sich oft erst nach dem Abklingen der akuten Krankheit durchführen.
Für die tiefenpsychologisch orientierte Kurzzeittherapie gibt es einige wenige, für die langfristige Therapie („klassische" Psychoanalyse im Sinne von S. Freud) noch keine wissenschaftlich überprüften Wirksamkeitsnachweise.
In der stationären Behandlung ist es oft hilfreich, tiefenpsychologisch eine genaue Anamnese (Analyse von Abhängigkeiten in Beziehungen, von Trennungs- und Verlusterlebnissen oder anderen leidvollen Ereignissen in der Biografie) zu erheben, um zu einem besseren Verständnis zu kommen und zu klären, ob eine ambulante Psychotherapie in Frage kommt bzw. notwendig wäre.

Interpersonelle Psychotherapie

„Wahre Freundschaft besteht dann, wenn man gemeinsam schweigen kann, ohne dass es unangenehm wird." D.T. Gentry

Die Interpersonelle Psychotherapie (IPT) wurde in den USA von einer Arbeitsgruppe um Klerman und Weissman entwickelt und in den 90er Jahren von Elisabeth Schramm und Petra Dykierek im deutschsprachigen Raum verbreitet. An manchen Kliniken gehört sie heute zum festen Bestandteil der Depressionsbehandlung. Sie wird in Einzel- oder auch in Gruppensitzungen durchgeführt.
Die IPT ist eine Therapieform, die auf die Behandlung von Depressionen zugeschnitten ist. Zwischenmenschliche Schwierigkeiten, persönliche Verluste, Einsamkeit oder eine Veränderung der sozialen Rolle (beispielsweise Berentung, Kinder gehen ihre eigenen Wege) können zur Entwicklung einer depressiven Phase beitragen. Umgekehrt kann eine Depression auch Probleme in den zwischenmenschlichen Beziehungen verursachen (beispielsweise depressionsbedingte soziale Isolierung; Aggressivität/Überbehütung als Reaktion auf die Depression eines Partners). Bei der IPT wird versucht, wirksame Strategien zu entwickeln, um die derzeitigen Probleme mit anderen Menschen (meist dem Partner) oder andere soziale Schwierigkeiten zu bewältigen.

Wissenschaftliche Untersuchungen konnten die Wirksamkeit der IPT belegen.
Bei Patienten mit bipolarer Erkrankung, die neben depressiven auch manische Phasen durchgemacht haben, scheint eine Kombination aus Interpersoneller Psychotherapie und Sozialer-Rhythmus-Therapie (IPSRT) wirksam zu sein. Diese Therapieform verbindet verhaltenstherapeutische, interpersonelle und psychoedukative Ansätze mit dem Ziel, das Risiko einer Wiedererkrankung zu verringern. Dazu werden Unregelmäßigkeiten von Schlaf und Tagesablauf ausgeglichen, Stress und zwischenmenschliche Konflikte abgebaut und auf eine regelmäßige Medikamenteneinnahme geachtet.

Verhaltenstherapie

„Das Leben ist nicht immer so, wie man es sich wünscht. Der einzige Weg zum Glücklichsein ist, das Beste daraus zu machen.“ Jennie Churchill

Die Verhaltenstherapie basiert auf Erkenntnissen der Lernforschung. Die seelische Erkrankung wird als eine Art falsch eingeübtes Verhalten angesehen, das man durch entsprechendes Training wieder ändern kann. Diese Verhaltensänderung soll durch Gespräche, Übungen und neue Einsichten erreicht werden. Mit dem Ziel, den Teufelskreis von Depression und Rückzugsverhalten zu durchbrechen, werden Verhaltensweisen aufgebaut, die positive Gefühle und Reaktionen bei sich und anderen hervorrufen.
Die **kognitive Verhaltenstherapie** stellt keine eigene Therapieschule dar, sondern es handelt sich um eine Erweiterung der Verhaltenstherapie durch kognitive (auf das Denken bezogene) Verfahren. Im therapeutischen Prozess wird auch Wert auf die Gedanken, Gefühle, Wünsche und Einstellungen gelegt. Es geht darum, den Patienten zu helfen, ihre negativen Selbstinstruktionen, d.h. innere, auf sich selbst bezogene Handlungsanweisungen und Kommentare, zu verändern. Die kognitive Verhaltenstherapie versucht den Patienten dabei zu unterstützen, sich selbst, seine Umwelt und die Zukunft realistischer und in einem günstigeren Licht zu sehen und dadurch Einfluss auf seine Stimmungslage zu nehmen.
Es ist durchaus vorstellbar, dass negative bzw. positive Gedanken in unserem Gehirn über unterschiedliche Nervenbahnen geleitet werden. Wenn es deshalb gelingt, negative Gedanken zu stoppen und die „Denkenergie“ auf positive Leitungsbahnen umzulenken, dann hat dies ganz sicher mittelfristig auch Ein-

fluss auf das Gleichgewicht unserer Botenstoffe im Gehirn. Positive Gedanken sind deshalb wie ein körpereigenes Medikament einzuordnen.

Negative Selbstinstruktionen verändern

> Negative Gedanken wie: *„Ich kann das nicht, deshalb brauche ich gar nicht erst damit anzufangen"* werden durch hilfreichere ersetzt, z.B.: *„Nobody is perfect", „In kleinen Schritten kann es gehen"* oder *„Aus Fehlern kann ich lernen."*

In der Behandlung der Depression werden heutzutage meist behaviorale (auf das Verhalten bezogene) und kognitive (auf das Denken bezogene) Therapiestrategien kombiniert. Mögliche Elemente einer solchen verhaltenstherapeutischen Behandlung sind:

- Anleitung zur **Selbstbeobachtung:** Der Patient wird z. B. dazu motiviert und angeleitet, ein Depressionstagebuch zu führen. Darin hält er täglich seine Stimmung fest. Wenn er zusätzlich dokumentiert, was er an dem Tag gemacht hat, können Zusammenhänge zwischen bestimmten Aktivitäten und der Stimmungslage herausgearbeitet werden.
- Anleitung zur **planvollen Steigerung angenehmer Aktivitäten** (☞ Kap. 4): Die Tagebucheintragungen dienen dabei als Grundlage. Wenn bestimmte Tätigkeiten (z. B. Spaziergänge) seine Stimmung gebessert haben, soll der Patient sie verstärkt einplanen.
- **Negative Gedanken erkennen und korrigieren** lernen (☞ Kap. 4): Der Patient lernt sein gegenwärtiges Denken daraufhin zu überprüfen, ob es wirklichkeitsnah und situationsgerecht ist. Im Gespräch mit dem Psychotherapeuten werden eine realistischere Sichtweise und positive Gedanken erarbeitet, die dem Patienten persönlich weiterhelfen.
- **Entspannungsmöglichkeiten** erlernen: Entspannungsverfahren, die im Rahmen einer Verhaltenstherapie erlernt werden, helfen einerseits aktuelle Spannungszustände zu lösen und können andererseits langfristig die Fähigkeit zur Stressbewältigung erweitern. Neben der Progressiven Muskelrelaxation (☞ Entspannungstraining) können z. B. auch Verfahren wie Autogenes Training, Kombinationen aus Progressiver Muskelrelaxation und Autogenem Training oder Yoga Anwendung finden.
- **Soziale Fertigkeiten verbessern** (☞ Soziales Kompetenztraining).

Entspannungstraining

Die **Progressive Muskelrelaxation** (fortschreitende Entspannung der Muskulatur) wurde von Edmund Jacobson 1938 in den USA entwickelt und ist wie das Autogene Training in Deutschland weit verbreitet. In den meisten Kliniken kann das Entspannungstraining nach Jacobson im Rahmen der stationären Behandlung erlernt werden.
In vier Abschnitten (1. Arme: Hände, Unterarme, Oberarme; 2. Kopf: Stirn, Augen, Wangenpartie, Nase, Kiefer, Lippen, Zunge, Nacken, Hals; 3. Oberkörper: Schultern, Rücken, Brustkorb, Bauch; 4. Rumpf und Beine: Gesäß, Oberschenkel, Unterschenkel) wird hier Schritt für Schritt erst eine Anspannung (etwa 5 Sekunden Dauer) und dann eine Entspannung der einzelnen Muskelpartien herbeigeführt (ca. 15 – 20 Sekunden Dauer). Dabei soll besonders der Zustand der Entspannung gespürt werden. Der fühlbare Kontrast zwischen Anspannung und Entspannung macht den Patienten sensibler für die Wahrnehmung von Spannungs- und Entspannungsgefühlen und führt darüber zu einer allgemeinen Spannungsreduktion.

Soziales Kompetenztraining

Ein Bestandteil der verhaltenstherapeutischen Behandlung bei Depressionen ist das soziale Kompetenztraining. Dieses Training zielt auf eine Verbesserung der sozialen Fertigkeiten, um eine situationsangemessene Selbstbehauptung mit einem sozial verantwortungsvollen Durchsetzungsvermögen zu erreichen. Es wird bevorzugt in Gruppen durchgeführt. Eine Teilnahme am sozialen Kompetenztraining ist besonders dann in Erwägung zu ziehen, wenn bei der Symptomatik des Patienten soziale Verhaltensprobleme eine bedeutende Rolle spielen (z. B. wenn ein Patient nicht Nein sagen kann und sich dadurch immer überfordert, können diese Belastungen dann zum Auslöser für eine depressive Krise werden).
Trainiert werden nichtsprachliche (nonverbale) Verhaltensweisen (Lautstärke, Blickkontakt, Wortfluss, Gesten, Haltung, Gesichtsausdruck, Tonfall) sowie sprachliche Äußerungen (Kontakte herstellen und aufrechterhalten; Wünsche, Bitten, unangenehme Gefühle oder Kritik äußern; Lob oder Zuneigung ausdrücken und selbst auch annehmen können; Konfliktgespräche in Beruf oder Familie führen lernen etc.). In Rollenspielen werden die gewünschten sozialen Fertigkeiten (z. B. eine fremde Person ansprechen; Bewerbungsgespräch) eingeübt. Der Therapeut und gegebenenfalls die anderen Gruppenmitglieder beschreiben nach jedem Rollenspiel genau, was der jeweilige Teilnehmer gut gemacht hat und was er noch verbessern könnte,

z. B. dass er noch etwas deutlicher sprechen oder sein Gesichtsausdruck noch etwas freundlicher sein sollte. Die in Rollenspielen erworbenen Fähigkeiten sollten danach in Alltagssituationen getestet werden. Durch regelmäßiges Üben stellen sich automatisch Erfolge im Umgang mit anderen Menschen ein. Dadurch verbessern sich langfristig die Selbstsicherheit und das Selbstwertgefühl des Patienten.

Verhaltenstherapeutisch orientierte Familien- oder Paartherapie

Voraussetzung für eine **Familientherapie** ist die Bereitschaft möglichst aller Familienmitglieder, die am gleichen Wohnort zusammenleben, regelmäßig an den Therapiesitzungen teilzunehmen. Dabei wird in einer Reihe von etwa 20 Sitzungen (in der psychiatrischen Einrichtung oder zu Hause bei den Familien) versucht, das Kommunikationsverhalten untereinander zu verbessern, z. B. einander zuhören, ein anderes Familienmitglied loben oder hilfreiche Kritik äußern, gemeinsam Probleme lösen (Beispiel für ein Problem: Patient beteiligt sich nicht an der Hausarbeit) und Gefühle wie Ärger oder Wut angemessen auszudrücken lernen. In der Regel führen die familientherapeutischen Sitzungen zu einer Entspannung innerhalb der Familie; das wirkt sich insgesamt stressvermindernd aus. Der rücksichtsvolle, konstruktive Umgang miteinander, auch bei familiären Konflikten, soll wiederum zur Verminderung des Rückfallrisikos beitragen.

Bei einer **Paartherapie** werden nur der depressiv Erkrankte und sein Partner einbezogen. In der Paartherapie hat der Partner die Funktion eines Co-Therapeuten, d.h. er soll den Patienten mit seinem Engagement unterstützen. Dies kann aber nur gelingen, wenn die Beziehung zwischen den Partnern wenig konfliktreich ist. Falls größere partnerschaftliche Probleme vorhanden sind, steht zunächst die Lösung dieser Probleme im Mittelpunkt des therapeutischen Geschehens. Da sich gezeigt hat, dass sich eine stabile, positive Partnerbeziehung günstig auf den Krankheitsverlauf auswirkt, verspricht man sich auch von der Paartherapie eine vorbeugende Wirkung hinsichtlich depressiver Wiedererkrankungen.

Wie könnte eine verhaltenstherapeutische Behandlung praktisch aussehen?

> **Ausgangssituation:** Zwei Menschen (Herr A. und Herr B.) bewerben sich um eine Arbeitsstelle. Sie werden zum Vorstellungsgespräch eingeladen und erhalten beide danach eine Absage. Herr A. und Herr B. erleben die gleiche Situation, reagieren aber unterschiedlich darauf.

Herr A. sagt sich nach der ablehnenden Nachricht: *„Es konnte schließlich nur eine Stelle vergeben werden und es gab so viele Bewerber, vielleicht war der erfolgreiche Bewerber dem Personalchef privat empfohlen worden. Ich bin überzeugt, dass meine nächste Bewerbung mehr Erfolg hat."*
Herr B. dagegen sagt sich: *„Das hatte ich schon erwartet. Wahrscheinlich waren alle Mitbewerber besser als ich und ich habe mal wieder alles falsch gemacht. Ich werde niemals einen guten Job bekommen. Mein Leben ist eine einzige Niederlage."*
Herr B. erlebt eine doppelte Bestrafung: Zum einen bekommt er die Stelle nicht, zum anderen macht er sich selbst für die Niederlage verantwortlich und verabreicht sich damit selbst eine Ohrfeige.
Wäre Herr B. in verhaltenstherapeutischer Behandlung, könnte mit ihm z.B.:

- an einer realistischeren Einstellung gearbeitet werden (Welche Gründe für die Ablehnung könnte es noch geben? Habe ich denn wirklich immer alles falsch gemacht? Was hat in meinem Leben gut geklappt? Was sind meine Stärken?),
- die Bewerbungssituation in Rollenspielen geübt werden (um Sicherheit zu gewinnen) und
- ein Entspannungsverfahren trainiert (um die Aufgeregtheit bei Bewerbungssituationen zu reduzieren).

Ist Psychotherapie bei älteren Menschen überhaupt sinnvoll?

Obwohl der Anteil der über 65-Jährigen in Deutschland bei 16% liegt und in dieser Altersgruppe mindestens genauso viele Menschen wie in den jüngeren Altersgruppen unter psychischen Erkrankungen leiden, sind nur 0,2% aller Patienten, die in einer Psychotherapie sind, über 65 Jahre, wie eine Auswertung der kassenärztlichen Vereinigung zeigte.

Psychotherapeuten, die ältere Menschen behandeln, werden immer wieder gefragt, ob sich das denn noch lohne. Diese Frage kommt sowohl von den Patienten selbst als auch von den Krankenkassen oder von psychotherapeutischen Kollegen.
Patienten mit Depressionen entsprechen ohnehin nicht dem Wunschbild der meisten Psychotherapeuten (so genannte Yavis-Patienten, die jung, attraktiv, wortgewandt, intelligent und erfolgreich sind) und werden daher manchmal nicht ausreichend zu einer Psychotherapie motiviert.
Bei älteren Menschen mit Depressionen mag ein gewisser Fatalismus auf Seiten der Therapeuten hinzukommen. Auch der Al-

tersunterschied an sich könnte eine große Hürde darstellen. In der Regel sind Psychotherapeuten jünger als 65 Jahre und gehören aus Sicht der Patienten der Kinder- oder Enkelgeneration an. Die Einstellung der Therapeuten gegenüber der psychotherapeutischen Behandlung älterer Menschen könnte auch von inneren Zweifeln beeinflusst werden, ob sich ältere Patienten überhaupt von wesentlich jüngeren Menschen helfen lassen wollen.

Viele Ältere – insbesondere Männer – lehnen eine Psychotherapie für sich ganz prinzipiell ab. Sie sind noch groß geworden mit der Devise: *„Reden bringt nichts. Man muss die Zähne zusammenbeißen und mit allem selbst fertig werden."*

Dass Entwicklung ein lebenslanger Prozess ist und auch im Alter noch Lernen, Einstellungs- und Verhaltensänderungen möglich sind, wurde erst in neuerer Zeit nachgewiesen. Viele Menschen glauben häufig noch, man sei im Alter schon so festgelegt oder gar festgefahren, dass Änderungen nicht mehr möglich seien.

Dazu kommen noch die gängigen Vorurteile über Psychotherapie und Psychiatrie bzw. die Angst vor Stigmatisierung, d. h. die Befürchtung, als „verrückt" abgestempelt zu werden, wenn man sich in psychotherapeutische Behandlung begibt. In den USA wird Psychotherapie hingegen eher als etwas „Normales" angesehen. In Deutschland weiß gerade die Generation der über 65-Jährigen noch, dass die „Verrückten" und Behinderten im Dritten Reich als „unwertes Leben" vernichtet wurden.

So nachvollziehbar die Vorbehalte und Widerstände gegen eine psychotherapeutische Behandlung älterer Menschen auch sein mögen, so rechtfertigen sie keinesfalls, dass vielen Menschen diese erfolgreiche Behandlungsmöglichkeit verschlossen bleibt. Eine 65-jährige Frau in Deutschland hat statistisch gesehen noch etwa 18 Jahre vor sich, ein 65-jähriger Mann noch etwa 14 Jahre. Es ist nicht einzusehen, dass nicht alles Mögliche getan wird, um in dieser Lebensphase, die fast noch ein Drittel der gesamten Erwachsenenzeit ausmacht, Leiden zu verringern und die Lebensqualität zu erhalten – so wie es bei einer körperlichen Erkrankung gang und gäbe ist.

Daher wäre zu wünschen, dass ein Wandel eintritt und mehr älteren Menschen die Möglichkeit zur Psychotherapie gegeben wird. Das würde ein freundlicheres Altersbild in der Öffentlichkeit wie in der Fachwelt voraussetzen, das nicht nur die Unzulänglichkeiten und Einschränkungen, sondern auch die Vorteile und Möglichkeiten dieses Lebensabschnitts sieht.

Im Prinzip kommen für ältere Menschen alle bekannten psychotherapeutischen Behandlungsmöglichkeiten in Frage. Wissenschaftliche Studien und Einzelfallberichte haben gezeigt, dass ältere Menschen durchaus von einer psychotherapeutischen Gruppen- oder Einzelbehandlung profitieren. Wenn sie sich einmal dazu entschlossen haben, gehen ältere Menschen meist sehr ernsthaft an die Sache heran und nehmen die Chance wahr, Bilanz zu ziehen und sich daraus neue Wege für den – manchmal recht beachtlichen – Rest ihres Lebens zu erschließen.

Welche zusätzlichen Therapien können hilfreich sein?

Neben den beiden „Säulen" der Depressionsbehandlung (medikamentöse und Psychotherapie) gibt es weitere therapeutische Verfahren (☞ Tabelle 3.1), die vor allem bei stationärer Behandlung Anwendung finden. Sie sollen mit dazu beitragen, das aktuelle Befinden der Patienten zu verbessern.

Schlafentzugsbehandlung (Wachtherapie)

Schlafentzug bedeutet, dass Patienten eine Nacht wach bleiben und auch den folgenden Tag über **nicht** schlafen dürfen. Die Schlafentzugsbehandlung wird in vielen psychiatrischen Kliniken als zusätzliche Therapie neben medikamentöser und psychotherapeutischer Behandlung durchgeführt.
Rund 60% aller Patienten mit Depressionen fühlen sich nach einer durchwachten Nacht besser. Das haben die Ergebnisse von 61 Studien mit über 1700 Patienten gezeigt.
Der antidepressive Effekt ist zwar nur vorübergehend, hilft aber die Zeit zu überbrücken, bis die Wirkung des Antidepressivums eintritt. Die Erfahrung, dass eine Verbesserung ihrer Stimmung tatsächlich möglich ist, gibt den Patienten wieder Hoffnung und stärkt ihr Vertrauen in die Behandlungsmethoden.
Meist werden nach einem festen Plan mehrere Schlafentzüge durchgeführt (2–3 × pro Woche), manchmal in Form eines **partiellen** Schlafentzugs. Dabei findet der Schlafentzug erst in der zweiten Nachthälfte statt: Die Patienten gehen abends zu Bett, werden dann zu einer bestimmten Zeit (z. B. 2 Uhr früh) geweckt und müssen wach bleiben. Diese Variante empfinden manche Patienten als angenehmer.
Das trifft auch für Schlafentzug mit **Schlafphasenverlagerung** zu; gemeint ist früheres Zubettgehen nach einer Nacht mit Schlafentzug und allmähliche Anpassung an den normalen Rhythmus in den darauf folgenden Tagen.

Leichter fällt der Schlafentzug, wenn mehrere Patienten gleichzeitig die Nacht über wach bleiben. Sie können sich gegenseitig durch Gespräche, gemeinsame Spiele, Spaziergänge etc. wach halten und sich dadurch manchmal ein schönes Gemeinschaftserlebnis verschaffen.
Die Wirkung des Schlafentzugs ist noch nicht genau erforscht. Aber vermutlich kommt es durch die „Überstunden" unseres Gehirns, ab dem Gewecktwerden um 2.00 Uhr bis gegen 21.00 Uhr darf kein Auge zugetan werden – auch kein Nickerchen von 1 Minute – zu einer Ankurbelung der Produktion von Botenstoffen im Gehirn mit positiver Wirkung auf die Stimmung.

Besondere Aussicht auf Erfolg der Schlafentzugsbehandlung besteht bei Patienten

- mit einer wiederkehrenden Depression,
- mit Tagesschwankungen in der Befindlichkeit (Morgentief),
- mit einem für Depression typischen Schlafmuster im Polysomnogramm (Aufzeichnung der Gehirnströme während des Schlafes),
- bei denen ein Schlafentzug schon einmal erfolgreich war.

Manche Patienten benutzen die Methode der Schlafentzugsbehandlung, wenn sie bei ihnen erfolgreich war, später auch als Selbsthilfemaßnahme. Sie durchwachen in Eigenregie eine oder mehrere Nächte, um aus einem Stimmungstief herauszukommen oder einer erneuten Depression vorzubeugen.

Lichttherapie

„Jede dunkle Nacht hat ein helles Ende." Nisami

Die Licht- oder Phototherapie wird erfolgreich bei Patienten eingesetzt, bei denen depressive Phasen jahreszeitlich bedingt auftreten (saisonal abhängige Depression, SAD; ☞ Kap. 2).
Der Patient soll täglich bis zu 2 Stunden vor einer intensiven Lichtquelle sitzen (mit einer Stärke von 2500–10000 Lux und in einem Abstand von ca. 70–100 cm). Er darf hierbei ruhig lesen oder andere Arbeiten verrichten. Wichtig ist nur, dass er etwa einmal pro Minute eine Sekunde lang direkt in die Lampe blickt. Das Licht entspricht in seiner Zusammensetzung dem natürlichen Tageslicht. Die eigens entwickelten Speziallampen kosten derzeit zwischen 300 und 1000 Euro, die Kosten können von der Krankenkasse übernommen werden. Manche Patienten stellen sich eine Lichttherapielampe auf ihren Schreibtisch, auf die Werkbank oder in die Küche, um auch während der Arbeit „Therapie" zu machen.

Durch die Lichttherapie soll der Tageslichtmangel in den dunkleren Jahreszeiten ausgeglichen werden. Das Licht regt die Zirbeldrüse (Epiphyse) dazu an, in ausreichendem Maße Melatonin abzusondern, das für Antrieb und Stimmung mitverantwortlich zu sein scheint. Obwohl es bereits nach relativ kurzer Behandlungszeit zu einer Besserung der Symptomatik kommt, sollte die Lichttherapie den ganzen Winter über durchgeführt werden. Bei bekannter SAD kann zur Vorbeugung von Rückfällen schon im Herbst mit der Lichttherapie begonnen werden.

Elektrokrampftherapie (EKT)

Im Jahre 1938 entdeckten Cerletti und Bini die Möglichkeit, durch elektrisch ausgelöste epileptische Anfälle eine Besserung bei schweren psychischen Erkrankungen (Schizophrenie, schwere Depression) zu erzielen. Vorausgegangen war eine Beobachtung, dass depressive Patienten, die zusätzlich an einer Epilepsie erkrankt waren, nach einem Anfall eine deutliche Stimmungsbesserung erlebten. Die Elektrokrampftherapie (EKT), im Volksmund als „Elektroschocks" bezeichnet, wurde damals bei vollem Bewusstsein des Patienten und ohne vorhergehende Muskelentspannung durchgeführt und war mit erheblichen Risiken (Gedächtnisstörungen, Muskelschmerzen, vereinzelt sogar Knochenbrüche) verbunden. Dennoch wurden in den Folgejahren zahlreiche Behandlungen mit EKT durchgeführt, wohl weil es noch keine wirksamen anderen Behandlungsmethoden für Schizophrenien und Depressionen gab.
Obwohl die EKT mittlerweile wesentlich anders und sehr viel schonender als früher durchgeführt wird, ist ihre Anwendung in Deutschland im Wesentlichen auf die Universitätskliniken und auf sehr schwer Kranke beschränkt, bei denen alle anderen Maßnahmen bisher vergeblich waren. Dies hat sicherlich mit der deutschen Geschichte (Menschenversuche im Dritten Reich) und mit dem Image der EKT als Disziplinierungsmaßnahme zu tun, wie es in Filmen (z. B. „Einer flog übers Kuckucksnest") dargestellt wird.
In den USA wird die EKT wesentlich häufiger, auch im ambulanten Bereich, eingesetzt. In Deutschland ist sie kein Mittel der ersten Wahl.

Die EKT wird erwogen bei Patienten

- mit einer schweren lebensbedrohlichen Depression (mit psychotischen Symptomen und/oder anhaltender Selbstmordgefährdung),

- bei denen andere Therapieformen (Antidepressiva, Psychotherapie) nicht helfen,
- die wegen medizinischen Gründen keine Antidepressiva nehmen können,
- bei denen aus medizinischen oder psychiatrischen Gründen möglichst rasch eine Besserung erzielt werden muss,
- bei denen die gute Wirkung der EKT bekannt ist,
- auf deren ausdrücklichen und ärztlich nachvollziehbaren Wunsch.

Die **Wirkung** der EKT ist am besten bei Patienten mit schweren Depressionen und wahnhafter Symptomatik oder mit starker Einschränkung der Mimik, Gestik und Bewegung (psychomotorische Hemmung) nachgewiesen. So kommt es bei 70–80% der Patienten, denen Antidepressiva nicht geholfen haben, zu einer deutlichen Besserung der Krankheitserscheinungen.

Durchführung: Heute wird die EKT unter einer kurzzeitig wirkenden Vollnarkose durchgeführt. Hierbei bekommt der Patient muskelentspannende Medikamente und wird über eine Maske mit Sauerstoff beatmet. Für die elektrische Reizung des Gehirns werden zwei Elektroden angebracht, eine an der rechten (bei Linkshändern an der linken) Schläfe, die andere am Scheitel. Zugeführt wird eine in kleine Impulse unterteilte elektrische Energie. Hierbei fließt 1 Millisekunde Strom auf die eine Pause von 5–7 Millisekunden folgt. Abhängig vom Zeitpunkt und der Schnelligkeit des Ansprechens auf die EKT wird eine Serie von 6–12 Einzelbehandlungen durchgeführt (ca. 2–3 Behandlungen pro Woche).

Nebenwirkungen: Während der Behandlung kann es zu Schwankungen von Blutdruck und Pulsschlag kommen. Nach der Behandlung können Kopfschmerzen, Müdigkeit, Erschöpfung und ein leichter „Muskelkater“ auftreten. Gravierende Gedächtnisstörungen infolge der Behandlung werden heutzutage nur noch selten beobachtet, sie sind vorübergehend und nahezu ausnahmslos spätestens nach 3–4 Monaten wieder abgeklungen.

Eine **EKT** sollte **nicht** durchgeführt werden, wenn

- Verdacht auf einen erhöhten Hirndruck besteht,
- ein Herzinfarkt erst kurze Zeit zurückliegt,
- eine schwere Herz- oder Lungenerkrankung besteht (z. B. Herzklappenschäden, schwere Herzrhythmusstörungen) oder
- aus anderen Gründen das Narkoserisiko sehr hoch ist.

Repetitive transkranielle Magnetstimulation (rTMS)

Diese Methode wurde ursprünglich eingesetzt, um bei neurologischen Erkrankungen (Nervenkrankheiten) den Verlauf der Bewegungsnerven (motorische Bahnen) von der Großhirnrinde bis zu den Muskeln zu verfolgen. Seit Anfang der 90er Jahre gibt es auch Therapieversuche bei depressiv Erkrankten. Seitdem hat die repetitive (wiederholte) transkranielle Magnetstimulation mehr Verbreitung gefunden, vor allem in Universitätskliniken im Rahmen wissenschaftlicher Untersuchungen, doch sie stellt derzeit noch kein gängiges Therapieverfahren dar, das für jeden Patienten zu empfehlen wäre.

Die **Wirkung** erklärt man sich so, dass infolge der Magnetstimulation ein elektrisches Feld erzeugt wird, das sich auch auf tiefer liegende Strukturen des Gehirns auswirkt und dort zur Freisetzung von Botenstoffen (Neurotransmittern) führt. Der Effekt ist also ähnlich wie bei der Einnahme antidepressiv wirksamer Medikamente.

Der Anteil der Patienten, bei denen sich die Depression durch rTMS um 50% gebessert („Erfolgsrate") hat, schwankt je nach Studie zwischen 6 und 60% (beträgt im Durchschnitt 37%). Als gut wirksam hat sich die rTMS besonders bei jüngeren Patienten mit depressiv-ängstlicher Symptomatik und nicht beeinträchtigten Denk- und Gedächtnisleistungen erwiesen.

Durchführung: Man legt dem wachen Patienten im Sitzen eine elektromagnetische Spule (Rund- oder Schmetterlingsspule) auf die Stirn, um auf der Stirnseite der Großhirnrinde ein starkes, wechselndes magnetisches Feld zu erzeugen (Stromstärke: 4000–8000 Ampere; Magnetfeldstärke: 1–2,5 Tesla; Stimulationsfrequenz: 0,1–50 Hertz), das etwa 2 cm unter die Schädeldecke dringt. Es werden insgesamt etwa 10 Behandlungssitzungen mit jeweils 20 Reizserien von je 10 Sekunden Dauer durchgeführt. Die medikamentöse Behandlung wird unverändert beibehalten, nur Beruhigungsmedikamente (Benzodiazepine) müssen abgesetzt werden.

Nebenwirkungen: Das Verfahren gilt als relativ nebenwirkungsarm. Bisher wurden nur leichtere Kopfschmerzen, aber keine schwerwiegenden Nebenwirkungen beschrieben.

Eine **rTMS** sollte **nicht** durchgeführt werden, wenn:

- eine erhöhte Krampfbereitschaft in der Vorgeschichte bekannt ist,
- sich metallische Gegenstände (Metallsplitter, Implantate) im Kopf befinden.

Sport

„Zum Erfolg gibt es keinen Lift. Du musst die Treppe benutzen."
Sprichwort

Regelmäßig betriebener Ausdauersport trägt allgemein zu körperlicher Fitness und psychischer Ausgeglichenheit bei. Es gibt viele Möglichkeiten, um dies zu erreichen, und jeder sollte eine sportliche Betätigung wählen, die ihm liegt und Freude bereitet. In Frage kommen z.B. Joggen, Tanzen, Gymnastik, Wandern, flottes Spazierengehen, Schwimmen, Rad fahren, Volleyball, Tischtennis spielen etc. Durch eine regelmäßige Ausdauerleistung, insbesondere Joggen und Wandern, verbessern sich nachweislich neben der körperlichen Verfassung auch der Schlaf und die geistige Leistungsfähigkeit. Psychosomatische Beschwerden, Ängste und depressive Verstimmungen werden dadurch reduziert.

Was Ausdauersport bewirkt

Bei Ausdauersport baut der Körper Stresshormone ab und bildet gleichzeitig Endorphine, die körpereigenen „Glückshormone". Somit hilft Sport einerseits, Stress abzubauen, und erhöht andererseits darüber hinaus das Selbstbewusstsein und die Selbstsicherheit.
Diese Effekte können auch bei depressiv Erkrankten nutzbar gemacht werden.

Im Rahmen eines stationären Aufenthalts können geschulte Lauftrainer (z.B. Krankengymnasten oder Ergotherapeuten) ein individuell abgestimmtes Lauftraining anbieten. Es sollte behutsam aufgebaut werden mit dem Ziel, das aktuelle Befinden zu bessern, allgemein die Aktivitäten zu steigern und Lust darauf machen, in der Zeit nach der Klinik, das Joggen beizubehalten. Sport und insbesondere das Laufen ist darüber hinaus auch als Gegenmaßnahme bei Medikamentennebenwirkungen (Gewichtszunahme, Kreislaufbeschwerden, niedriger Blutdruck, Verstopfung etc.) zu empfehlen.

> Positive Erfahrungen mit sportlicher Betätigung in der Klinik werden die Patienten dazu anregen, auch in Zukunft weiter sportlich aktiv zu bleiben, um ihr Befinden und die körperliche Verfassung zu verbessern, als Mittel zur Entspannung und als regelmäßige Freizeitaktivität. Wichtig für eine langfristige Beibehaltung sportlicher Aktivitäten ist deren feste Einbettung in den Alltag. Hier dürfte sich der Spruch am ehesten bewahrheiten: „Halte die Ordnung, und die Ordnung wird Dich halten."

Kunst-, Musik- und Ergotherapie

Die kunst-, musik- und ergotherapeutische Behandlung findet meist bei stationärem Aufenthalt in einer Klinik statt.
Bereits in der akuten Phase der Erkrankung kann die **Kunsttherapie** zum Einsatz kommen. Zwar erschrecken viele Patienten zunächst bei der Vorstellung, wieder wie im Zeichenunterricht etwas „Tolles" produzieren zu müssen. Das „Tolle" besteht aber nicht im Zwang etwas Großartiges abliefern zu müssen, sondern darin, dass sich der depressive Patient wieder zu einer Aktivität aufraffen kann.
Die Patienten werden dazu motiviert, ihre Gefühle, ihre Stimmung oder auch ihre Konflikte durch Zeichnen oder Malen auszudrücken. Dabei spielen das Material (beispielsweise Bleistift, Buntstifte, Aquarellfarben etc.) und die Farben, die benutzt werden, eine entscheidende Rolle. Die Materialbeschaffenheit und der Symbolgehalt der Farben können einerseits Aufschluss über die psychische Verfassung des Patienten geben und andererseits auf den Patienten zurückwirken. Oft erfüllt es den Patienten ganz einfach mit etwas Stolz, wieder etwas gestaltet zu haben.
Es gibt verschiedene Arten der **Musiktherapie**. Bei der aktiven Ausübung können durch Singen oder das Spielen von Instrumenten (meist in der Gruppe) Gefühle und Stimmungen ausgedrückt werden. In der Behandlung von Depressionen wird durch Musiktherapie eine Verbesserung der Befindlichkeit, der Stimmung und eine Erleichterung der Beschwerden insgesamt angestrebt. Die kreative Tätigkeit im Gruppenverband kann zudem zur Hebung des Selbstwertgefühls beitragen und dem Vereinsamungsgefühl entgegenwirken.
Beim Musikhören, der passiven Form von Musiktherapie, stellt der Therapeut ausgehend von der Stimmungslage des Einzelnen oder einer Gruppe gezielt ein Musikprogramm zusammen, das beschwingend und anregend oder beruhigend und ausgleichend wirken soll. Es geht dabei vorrangig um das Wohlfühlen, um den Kopf wieder frei zu bekommen für andere Dinge und um die Genussfähigkeit zu fördern.
Die **Ergotherapie** im Bereich der Psychiatrie umfasst Methoden der Beschäftigungs- und Arbeitstherapie. Sie hat zum Ziel, dass die Patienten verloren gegangene körperliche, geistige und psychische Fähigkeiten zurückgewinnen. Durch Verbesserung ihrer Handlungsfähigkeit sollen sie sich den Herausforderungen im Alltag- und Berufsleben wieder besser gewachsen fühlen. Dabei werden handwerkliche, gestalterische sowie lebenspraktische Aktivitäten einbezogen.

Die **Beschäftigungstherapie** eignet sich wie die Kunsttherapie auch für die akute Krankheitsphase, denn sie bietet die Möglichkeit, sich ohne Sprache auszudrücken. Handwerkliche und kreative Tätigkeiten wie Malen, Batiken, Nähen, Flechten, Töpfern, Weben, Schreinern etc. wirken einerseits entspannend und fördern andererseits auch die Konzentration. Indem sie das Vertrauen in die eigenen Fähigkeiten stärken, tragen sie dazu bei, das Selbstwertgefühl zu heben. Die Gruppe ermöglicht soziale Kontakte und Bestätigung für das eigene Tun zu finden. Einige entdecken neue Talente in sich, die sie später als Hobby, manchmal sogar beruflich weiter nutzen können. Und häufig können die Therapeuten verdeckte kreative und gestalterische Fähigkeiten des Patienten kennen lernen und daraus neue Erkenntnisse über seine Gefühlswelt gewinnen.
In der **Arbeitstherapie** werden die Patienten auf ihren Alltag nach Entlassung aus der Klinik vorbereitet. Sie gewöhnen sich an eine gewisse Strukturierung ihres Tagesablaufs und können mit regelmäßigen Aktivitäten ihre Belastbarkeit und Konzentrationsfähigkeit erproben. Geübt wird auch der Umgang mit Kollegen oder Chefs, damit diesbezügliche Ängste oder Unsicherheiten abgebaut werden können.

Beschäftigungs- wie Arbeitstherapie bringen in Krankheitsphasen eine Strukturierung des Tagesablaufs mit sich und wirken einem weiteren sozialen Rückzug des depressiv Erkrankten entgegen; das macht sich wiederum positiv auf seine Stimmung bemerkbar.

Soziotherapeutische Maßnahmen

In Kliniken und in ambulanten Einrichtungen wie z. B. den sozialpsychiatrischen Diensten sind Sozialpädagogen angestellt, die gezielt auf die soziale Situation des Patienten eingehen. Diese soziotherapeutischen Maßnahmen sollen dem Patienten dabei helfen, trotz der krankheitsbedingten Einschränkungen seinen Alltag zu meistern bzw. den Alltagsanforderungen allmählich wieder gerecht werden zu können. Die Angebote betreffen vor allem die Bereiche Arbeit, Wohnung, Finanzen und Freizeit.
Bereich Arbeit: Soziotherapeutische Bemühungen in diesem Bereich zielen darauf ab, je nach Leistungsfähigkeit des Patienten eine berufliche Rehabilitation zu erreichen. Mit Hilfe unterstützender Maßnahmen (z. B. Einleitung von Arbeitsversuchen, Umstellung auf Teilzeitarbeit, Umschulungsmaßnahmen) können die Patienten an ihrem Arbeitsplatz verbleiben bzw. sich Bereiche mit weniger Stress erschließen, z. B. Umsetzung von der Nachschichttätigkeit in eine Tagdiensttätigkeit. Einige Patienten

brauchen jedoch Arbeitsverhältnisse, in denen mehr Rücksicht auf ihre spezielle Depressionsanfälligkeit (Vulnerabilität) und die damit verbundenen sozialen Probleme genommen wird. Die vorübergehende Vermittlung in beschützte Werkstätten, Selbsthilfe- oder Integrationsfirmen kann hier den Betroffenen helfen, ihren Alltag zu strukturieren und durch eine sinnvolle Tätigkeit ihr Selbstwertgefühl aufrechtzuerhalten. Es bleibt natürlich das Ziel nach einer überstandenen Depression wieder auf den ersten Arbeitsmarkt zurückzukehren.
Bereich Finanzen: Eine langfristige Erkrankung ist meist auch mit finanziellen Einbußen für die gesamte Familie verbunden. Die soziotherapeutischen Maßnahmen richten sich darauf, zumindest die finanzielle Grundversorgung zu sichern und den Betroffenen dabei zu helfen, dass sie Unterstützungsmöglichkeiten (Sozialhilfe, Berentungsmaßnahmen, Wohngeldzuschuss, Schuldnerberatung etc.) in Anspruch nehmen.
Bereich Wohnen: Für die allermeisten Patienten mit Depressionen ist eine langfristige stationäre Behandlung heutzutage nicht notwendig. Durch die Erkrankung kann es aber zu Problemen mit der Wohnungsfinanzierung oder ähnlichem kommen. Hier kann eine sozialpädagogische Unterstützung oft rasche Hilfe bei scheinbar auswegloser Situation bieten.
Vorübergehend kann durch teilstationäre oder intensive ambulante Maßnahmen die Zeit bis zur völligen Gesundung hilfreich überbrückt werden. Es gibt aber eine Vielzahl von teilstationären und ambulanten Möglichkeiten, die Patienten dabei unterstützen, wieder ganz oder nahezu selbstständig zu leben, z. B.

- nachtklinische Betreuung,
- Tagkliniken,
- therapeutische Wohngemeinschaften,
- betreutes Einzelwohnen,
- Übergangswohnheime.

In diesen Einrichtungen finden die Betroffenen eine geschützte, stressarme Atmosphäre vor, die ihnen Entlastung bietet und sie behutsam an den normalen Alltag heranführt. Auch den Familien nimmt diese Art von Betreuung viel Druck. Es ist wichtig, für jeden Patienten das richtige Umfeld zu finden, wo er nach seinen Möglichkeiten leben kann.
Um das einzuschätzen, versucht der Sozialpädagoge im Gespräch mit dem Patienten (und ggf. mit seinen Angehörigen) folgende Fragen zu klären:

- Wie viel Betreuung ist erforderlich?
- Kann der Patient für sich selbst sorgen?
- Hat der Patient Familienangehörige?

- Wie viel Unterstützung kann die Familie leisten?
- Auf welche sozialen Unterstützungsmöglichkeiten kann der Patient zurückgreifen (z. B. guter Freund bietet Wohngemeinschaft an; Kinder stellen Einliegerwohnung zur Verfügung)?

Bereich Freizeit: Das ist ein äußerst wichtiger soziotherapeutischer Bereich. Denn viele Patienten mit Depressionen – insbesondere auch Ältere im Ruhestand – wissen oft nicht, was sie mit ihrer vielen Freizeit anfangen sollen. Die therapeutischen Maßnahmen sollen Patienten, die augenblicklich keiner Ausbildung oder Beschäftigung nachgehen, dabei helfen, ihre Zeit möglichst sinnvoll, kreativ und befriedigend zu verbringen. Die Sozialpädagogen wissen, wo geeignete Rehabilitationsprogramme vor Ort angeboten werden und kennen sich auch mit den örtlichen Möglichkeiten für eine kostengünstige Freizeitgestaltung aus (Kontaktstellen für Patienten, Patientenclubs, Teestuben, Sport- und Freizeitprogramme von Vereinen, Kirchen, Volkshochschulen, Seniorenheimen und -tagesstätten etc.). Sie werden dem Patienten dabei behilflich sein, an diese Angebote heranzukommen.

Sehr vereinsamte Patienten können Laienhelfer (Zivildienstleistende, ehrenamtliche Bürgerhelfer aus kirchlichen oder anderen karitativen Organisationen, Familienmitglieder etc.) vermittelt bekommen, die sie regelmäßig besuchen und zu Außenaktivitäten begleiten. Diese Unternehmungen mit Begleitung bieten oft Anstöße für später wieder erstarkende eigene Aktivitäten.

Was ist die beste Behandlungsmethode?

Antidepressiva, kognitive Verhaltenstherapie, Psychoedukation, Ergotherapie sowie die verschiedenen soziotherapeutischen Verfahren gehören zu den grundlegenden Bestandteilen der modernen Behandlung von Depressionen.

Psychosoziale Behandlungsverfahren erfahren in der Öffentlichkeit und in den Medien viel mehr Anerkennung als die medikamentöse Behandlung. Daher meinen viele Laien automatisch, dass eine psychische Erkrankung allein mit Psychotherapie zu behandeln sei und setzen manchmal unrealistische Hoffnungen in die Möglichkeiten von psychotherapeutischen Verfahren. Es ist natürlich schön, wenn man keine Medikamente braucht. Jeder Mensch möchte lieber keine Medikamente einnehmen müssen und seine Krankheit aus eigener Kraft überwinden.

Bei **leichten und mittelschweren** Depressionen ist es durchaus möglich, eine depressive Krise durch Selbsthilfemaßnahmen und psychotherapeutische Unterstützung zu überwinden und langfristig stabil zu bleiben.
Zahlreiche Studien haben aber gezeigt, dass sich die akuten Symptome bei **schweren** Depressionen ohne Medikamente schlecht beeinflussen lassen und dass auch Rückfälle ohne Medikamente wesentlich häufiger auftreten. Außerdem verlangt eine gezielte psychotherapeutische Behandlung vom Patienten eine gewisse Aufnahme- und Konzentrationsfähigkeit. Das setzt aber bereits voraus, dass sich die akuten Zeichen der Depression (Energielosigkeit, Unruhe, Konzentrationsstörungen, etc.) gebessert haben, was erst durch den Einsatz von antidepressiven Medikamenten erreicht werden kann.
Natürlich entstehen durch eine depressive Erkrankung auch sehr viele Probleme, die nicht allein durch Medikamente gelöst werden können, sondern eher psychotherapeutische oder soziale Hilfen erforderlich machen: Allein durch Medikamente findet man z.B. keine angemessene Arbeit, kann man nicht die Einsamkeit überwinden und auch nicht lernen, mit Konflikten besser umzugehen. Daher ist es sinnvoll, eine medikamentöse Behandlung mit Psychotherapie zu kombinieren. Die Medikation schafft oft erst die Voraussetzung, dass die Selbstheilungskräfte sich wieder entfalten und zum Durchbruch kommen können, um auch die psychotherapeutischen Hilfen richtig zur Wirkung gelangen zu lassen.
Andererseits nehmen viele Patienten erst Medikamente, wenn ihnen im Rahmen einer psychotherapeutischen Behandlung (z.B. in einer psychoedukativen Gruppe oder bei einer kognitiven Verhaltenstherapie) klar wird, dass es kein Zeichen von persönlichem Versagen ist, Medikamente einzunehmen, sondern dass sie ein wichtiges Hilfsmittel sind, um die eigene Stimmung langfristig zu stabilisieren.

Sinnvoll kombinieren

Da Depressionen sowohl biochemische (Störungen des Gehirnstoffwechsels) als auch psychosoziale Ursachen (Stress) haben (☞ Kap. 2), empfiehlt es sich, sie auch entsprechend zu behandeln. Medikamentöse und psychotherapeutische Maßnahmen sind daher die Hauptbestandteile in der Behandlung von Depressionen. Es geht nicht um ein Entweder-oder, sondern beide Behandlungsformen sind gleich wichtig und ergänzen einander. Dabei sollten die Vorlieben des Patienten berücksichtigt werden. Eine sinnvolle Kombination beider Ansätze ist für die meisten Patienten die beste Lösung.

Ist Heilung möglich?

Zum Glück gibt es mittlerweile sehr wirksame medikamentöse und psychotherapeutische Maßnahmen in der Behandlung der Depressionen, die zu Optimismus Anlass geben. Ist eine Depression erkannt worden, kann man sie fast immer erfolgreich behandeln. Je früher mit der Behandlung begonnen wird, desto günstiger ist die Prognose, also die Aussicht, wie sich die Krankheit in Zukunft entwickeln wird.

Durch eine gezielte Behandlung kann erreicht werden, dass

- die Dauer einer depressiven Phase verkürzt wird,
- die Schwere der Depression abnimmt,
- das Rückfallrisiko mindestens halbiert wird,
- die Zeiträume ohne depressive Phasen verlängert werden,
- Todesphantasien und Selbstmordfälle abnehmen.

In den meisten Fällen löst sich die Depression wieder ganz auf und der Betroffene kann wieder aktiv und voll Freude am Leben teilnehmen. Eine Garantie, dass nach erfolgreicher Behandlung nie wieder eine Depression auftreten wird, gibt es leider nicht. Aber wer eine depressive Krise schon einmal erfolgreich überwunden hat, kann die ersten Anzeichen einer erneuten Depression besser erkennen. Wird rechtzeitig gegengesteuert, kann das Hineingleiten in eine schwere Depression mit all ihren Folgen oftmals verhindert werden.

Für viele Patienten kann es langfristig zu einer sehr großen Befriedigung werden, wenn sie „ihre“ Depression verstanden und die erforderlichen Behandlungsmöglichkeiten erfolgreich einzusetzen gelernt haben.

„Das muss mir erst einmal jemand nachmachen, so tief unten gewesen zu sein und wieder alles geschafft zu haben. Da wirkt alles hinterher umso wertvoller und kostbarer ...“

4 Was kann man selbst tun, um aus einer depressiven Krise herauszukommen und langfristig gesund zu bleiben?

Wissenschaftliche Untersuchungen haben gezeigt, dass der Krankheitsverlauf besonders günstig ist, wenn die Patienten die Therapiemöglichkeiten tatsächlich in Anspruch nehmen und die Behandlungsempfehlungen konsequent umsetzen. Man kann also sehr viel selbst zur Verbesserung und Stabilisierung seiner Stimmung beitragen.

Die eigenen Gefühle direkt zu beeinflussen ist schwer. Leichter kann man auf sein Denken und Handeln einwirken und dadurch indirekt auch auf das Fühlen Einfluss nehmen, denn zwischen Fühlen, Denken und Handeln bestehen Wechselwirkungen. Die Selbsthilfe sollte daher als erstes beim eigenen Denken und Handeln ansetzen.

Es gilt, das eigene Leben so zu gestalten, dass ausreichend Platz für angenehme Erlebnisse und Erfahrungen ist, dann können auch die unvermeidbaren Belastungen und Schicksalsschläge, die das Leben für jeden bereithält, besser bewältigt werden.

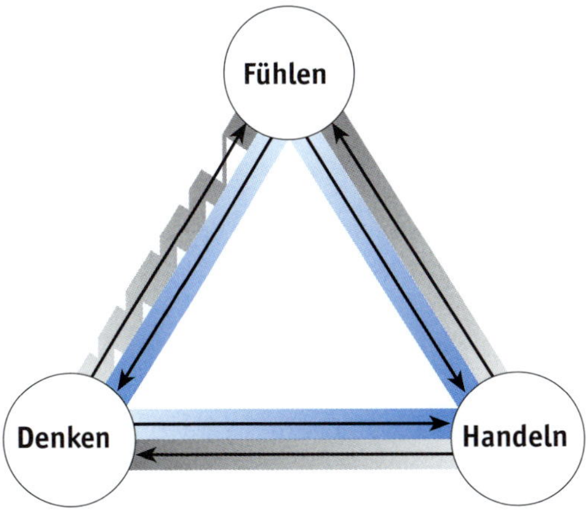

Dreieck: Fühlen, Denken, Handeln **Abb. 4.1**

Tabelle 4.1

Goldene Regeln: Was kann man selbst zur Vorbeugung einer Depression tun?
Angenehme Aktivitäten im Alltag einplanen
In Bewegung bleiben
Sich selbst etwas Gutes tun
Entspannungsverfahren erlernen und in den Alltag einbauen
Sich fordern, aber nicht überfordern
Auf die eigenen Gefühle achten
Freundschaften pflegen
Positive Lebenseinstellung gewinnen
Problemlösen statt Grübeln
Auf Warnzeichen achten und rechtzeitig Hilfe in Anspruch nehmen
Medikamente regelmäßig einnehmen
Hoffnung bewahren

Eine optimistische Grundhaltung und positive, lebensbejahende Gedanken helfen auch objektiv schwierige Situationen zu meistern. In manchen Familien herrscht eine grundlegend positive Lebenseinstellung vor, die den Kindern von Anfang an mit auf ihren Lebensweg gegeben wird. Sie lernen so z. B. ganz automatisch, dass sie geliebt werden, auch wenn sie Fehler machen, dass sie aus Misserfolgen lernen können, dass sie immer eine Lösung finden können oder dass es immer einen Ausweg gibt.
Aber auch wer nicht das Glück hatte, in so einer Familie aufzuwachsen, sondern in Kindheit und Jugend immer wieder mit einer pessimistischen Sichtweise (*„Das schaffst du nie!"*, *„Das klappt sicher nicht!"* etc.) und negativen Bewertungen (*„Du bist zu blöd dazu!" „Du bist und bleibst ein Versager!"*, *„Du hast doch zwei linke Hände!"* etc.) konfrontiert war, hat noch zu jedem späteren Zeitpunkt in seinem Leben die Chance, sich eine eigene positive Lebensphilosophie anzueignen. Denn positives Denken kann man lernen, in Eigenregie oder mit Hilfe einer verhaltenstherapeutischen Behandlung (☞ Kap. 3).

Angenehme Aktivitäten im Alltag einplanen

„Im Leben geht es nicht nur darum, gute Karten zu haben, sondern auch darum, mit einem schlechten Blatt gut zu spielen." Robert Louis Stevenson

Was man tut, hat Einfluss darauf, wie man sich fühlt. Ein schöner Spaziergang, ein gutes Gespräch mit einem Freund oder sich in ein Hobby zu vertiefen, bereitet Freude und macht uns zufrieden.

Menschen, die sich in einer depressiven Phase befinden, werden passiver, unternehmen weniger und geben auch angenehme Aktivitäten auf. Aus dieser Beobachtung heraus wird in der Behandlung der Depression großer Wert darauf gelegt, dass die Patienten allmählich wieder angenehme Tätigkeiten aufnehmen.

In der akuten Krankheitsphase geht es darum, Tätigkeiten zu finden, die der Patient momentan als angenehm, entlastend, entspannend empfindet oder zumindest gut aushalten kann. Es sollten Tätigkeiten gewählt werden, die ohne größere Schwierigkeiten umsetzbar sind. Wer aktuell z. B. Probleme mit der Konzentration hat, sollte darauf Rücksicht nehmen und zunächst eher körperliche Aktivitäten wählen. Durch Ausprobieren verschiedener Aktivitäten und anschließende Einschätzung der eigenen Stimmungslage lässt sich herausfinden, was einem besonders gut tut, was die Stimmung nur wenig bessert und welche sonst als angenehm empfundene Betätigung die Stimmung im Moment eher negativ beeinflusst hat. Man sollte nicht erwarten, dass alle Aktivitäten genauso angenehm und befriedigend empfunden werden wie in Zeiten vor der Depression.
Die meisten Patienten stellen jedoch zumindest fest, dass verschiedene Aktivitäten ihre Tage erträglicher machen als passiv herumzusitzen und auf Besserung zu warten. Mögliche Gründe dafür sind:

- Manche Aktivitäten wie z. B. Bewegung und Sport wirken sich direkt auf den Gehirnstoffwechsel aus und verbessern darüber die Stimmung.
- Wer nichts tut, verfällt leichter ins Grübeln. Aktiv sein lenkt von negativen Gedanken und Grübeln ab.
- Durch Aktivitäten bietet sich die Gelegenheit, erfolgreich zu sein oder etwas Positives zu erleben.

Jede einzelne dieser Erfahrungen hilft die Stimmung zumindest für kurze Zeit zu verbessern.

Als angenehm eingeschätzte Aktivitäten sollten dann gezielt eingeplant werden. Wer sie regelmäßig durchführt, kann selbst dazu beitragen, dass sich seine Stimmung langfristig bessert.

Tabelle 4.2 a

Liste: Angenehme Aktivitäten
Im Folgenden werden Tätigkeiten aufgelistet, die von vielen Patienten als angenehm und aufbauend beschrieben wurden. Die Liste soll Sie dazu anregen, selbst auch Aktivitäten zu finden, die für Sie schön sind und dadurch der Depression entgegenwirken könnten.
Ein spannendes Buch lesen
Eine Patience legen
Kindern beim Spielen zusehen
Im Garten arbeiten
Handarbeiten
Einen Stadtbummel unternehmen
In ein Cafe setzen und Leute beobachten
Kreuzworträtsel lösen
Einen Volkshochschulkurs (Französisch etc.) besuchen
Gedichte schreiben
In einem Chor singen
Sich mit Tieren beschäftigen
Fotoalben ansehen oder Fotos einkleben
Den nächsten Urlaub planen
Theater spielen
Mit einer guten Freundin/einem guten Freund telefonieren
Ein gemütliches Bad nehmen
Sich künstlerisch/handwerklich betätigen (Malen, Modellbau etc.)
Brettspiele spielen (Dame, Schach etc.)
In einen Botanischen Garten gehen
Briefe oder E-mails schreiben
Zur Kosmetikerin gehen und sich pflegen lassen
Mit jemandem Essen gehen
Eine offene und ehrliche Unterhaltung führen
Einen Tanzkurs machen
Landkarten studieren
Freunde zum Essen einladen
Jemandem helfen
Neue Bekanntschaften machen
In ein Fitness-Studio gehen, sich sportlich betätigen
Etwas Neues lernen (Sprache, Handwerk, Sport etc.)
Joggen, wandern oder spazieren gehen
Kuchen oder Plätzchen backen
Geschenke selbst herstellen

Im Folgenden werden Tätigkeiten aufgelistet, die von vielen Patienten als angenehm und aufbauend beschrieben wurden. Die Liste soll Sie dazu anregen, selbst auch Aktivitäten zu finden, die für Sie schön sind und dadurch der Depression entgegenwirken könnten.

Angenehme Aktivitäten helfen aber nicht nur dabei, allmählich wieder aus einer tiefen Depression herauszukommen. Durch Beibehaltung bzw. Steigerung dieser positiven Erlebnisse im Alltag kann außerdem in Zukunft etwaigen Rückfällen entgegengewirkt werden. Es ist wesentlich einfacher, Problemen vorzubeugen als erst dann etwas zu tun, wenn sie schon massiv geworden sind.

Das folgende Beispiel zeigt, wie man sich durch Eintragen in eine Tabelle die Stimmungsbesserung durch Aktivitäten vor Augen führen kann. Für jeden Tag wird mindestens eine angenehme Tätigkeit eingeplant und unmittelbar vor und nach Durchführung die eigene Stimmung eingeschätzt.

Tabelle 4.3 a

Angenehme Aktivitäten					
Datum	**Uhrzeit**	**Aktivität**	**Mit wem, bzw. allein?**	**Stimmung vorher**	**Stimmung nachher**
Montag	9.30 – 10.30	Tochter beim Einkaufen helfen	Ina (Tochter)	5	4
Dienstag	15.30 – 17.00	Besuch und Kaffeetrinken	Gertrud (beste Freundin)	5	3
Mittwoch	20.00 – 21.00	Klavierkonzert im Radio hören	allein	4	3
Donnerstag	18.00 – 19.00	Wirbelsäulengymnastik	Sportverein	4	2
Freitag	12.00 – 15.30	Langer Spaziergang	allein	5	3
Samstag	14.00 – 16.00	Schlitten fahren	Jakob und Lena (Enkelkinder)	6	2
Sonntag	14.00 – 15.30	Spaziergang	Gertrud	3	2

Stimmungsbeurteilung: 1 = sehr gut 6 = extrem schlecht

Wichtig ist dabei, sich nicht zu überfordern und zu sehr unter Druck zu setzen. Es geht nicht darum, in blinden Aktionismus zu verfallen und rastlos von einer Aktivität zur nächsten überzugehen, sondern zu spüren, welche Tätigkeit, welches Hobby, auch welche Menschen einem gut tun, um sich diesen dann gezielt zu widmen.

In Bewegung bleiben

Regelmäßige Bewegung und Sport sind für uns alle ein Mittel, unsere Gesundheit zu stärken. „Bewegungsmuffel" können sich vermutlich schwer vorstellen, dass Sport die Stimmung hebt und Spaß macht, besonders wenn man sich müde, depressiv oder ängstlich fühlt. Aber sportliche Betätigung kann tatsächlich Entspannung und eine bessere Stimmung bewirken. Sport ist gut für Körper und Geist. Außerdem bietet sich beim Sport die Möglichkeit, andere Menschen kennen zu lernen. Um langfristig in Bewegung zu bleiben, sollte man Zeit für die sportliche Betätigung in den eigenen Tagesplan einbauen und daran festhalten.

Es ist aber ratsam, zunächst mit dem Arzt zu sprechen, bevor man sich einer neuen Sportart zuwendet, insbesondere wenn der Körper nicht an sportliche Betätigung gewöhnt ist. Man sollte langsam beginnen und die Belastung in kleinen Stufen steigern. Beim Training kommt es mehr auf Regelmäßigkeit und nicht so sehr auf Geschwindigkeits- oder Kilometerrekorde an.

Um regelmäßig Sport zu treiben, braucht man keinem teuren Club oder Sportverein beizutreten. Jeder sollte herausfinden, was ihm Spaß macht und was sich regelmäßig umsetzen lässt.

Hier einige Ideen

- Spazieren gehen ist eine hervorragende Art der körperlichen Betätigung, die sowohl in der Stadt als auch auf dem Land möglich ist. Täglich 20 bis 30 Minuten sind zu empfehlen. Regelmäßig gemeinsam mit Familienangehörigen oder Freunden spazieren zu gehen macht mehr Spaß und erhöht die Wahrscheinlichkeit, dass diese Angewohnheit beibehalten wird.
- Wenn es in der Nähe ein öffentliches Schwimmbad gibt, könnte man z.B. zwei- bis dreimal wöchentlich zum Schwimmen gehen.
- Wenn man ein Fahrrad besitzt oder ausleihen kann und gern Rad fährt, sollte man eine oder mehrere ungefährliche Routen auswählen und sie dann allein oder in Gesellschaft regelmäßig (zwei- bis dreimal wöchentlich) abfahren.
- Putzen oder Gartenarbeit sind ebenfalls Möglichkeiten der körperlichen Betätigung und können darüber hinaus helfen, sich an einen regelmäßigen Tagesablauf zu gewöhnen. Die Erledigung dieser Arbeit führt außerdem durch das Gefühl, etwas geschafft zu haben, zu Genugtuung, Stolz und Zufriedenheit.
- Wer nicht oder nur schwer aus dem Haus gehen kann, sollte versuchen, regelmäßig die Gymnastikangebote im Fernsehen oder Gymnastikvideos als Anleitung zu nutzen.

Sich selbst etwas Gutes tun

Sich etwas Gutes tun, um wieder Kraft zu schöpfen

Viele Menschen sind so in ihrem Alltag eingebunden, dass sie sich verausgaben und „funktionieren" ohne darauf zu achten, ihre Energiereserven wieder aufzutanken. Dabei ist es für Körper, Geist und Seele wichtig, einen Ausgleich zu den Mühen des Alltags zu schaffen. Es sollte ein ausgewogenes Verhältnis zwischen alltäglichen Pflichten und angenehmen Tätigkeiten angestrebt werden.
Sich selbst etwas Gutes tun, heißt sich selbst etwas zu gönnen bzw. sich Zeit für sich zu nehmen, um bei einer angenehmen Tätigkeit wieder Kraft zu schöpfen.

Für eine durch Familie und Beruf doppelt belastete Frau kann „sich etwas gönnen" etwa so aussehen

- Yoga, wobei sie sich für die Übungen täglich eine halbe Stunde ins Schlafzimmer zurückzieht,
- am Morgen Zeitung zu lesen, wenn alle anderen aus dem Haus sind,
- ausgedehnte Körperpflege vor dem Schlafengehen,
- sich kleine materielle Dinge gönnen, wie einen schönen Blumenstrauß, den sie sich ins Zimmer stellt und sich am Duft der Blumen erfreut.

Besonders schön ist das Verwöhn-Programm, wenn auch andere Menschen einbezogen werden können:

- sich Zeit nehmen für Zärtlichkeiten mit dem Partner,
- ausgelassen mit den Kindern spielen,
- mit den Freundinnen gut essen gehen etc.

Es gibt Menschen, die glauben, sie seien es nicht wert, sich etwas Gutes zu tun, sie würden es nicht verdienen. Oder es sei egoistisch. Und sie entwickeln Schuldgefühle, wenn sie sich doch mal etwas gönnen. Darunter sind viele Menschen, die immer wieder mit Depressionen zu kämpfen haben. Sie haben ein geringes Selbstwertgefühl, sind unzufrieden mit sich selbst und gestatten sich nicht, zu genießen. Dabei ist es wichtig und ein wunderbares Gefühl, etwas für sich und sein Wohlbefinden zu tun. Und als positiver Nebeneffekt wird die Stimmung langfristig stabilisiert und Depressionen vorgebeugt.
In manchen Kliniken wird ein „Genusstraining" angeboten, bei dem die Patienten in Übungen ihre Wahrnehmung über verschiedene Sinneskanäle (Sehen, Hören, Riechen, Schmecken, Fühlen) schärfen und dadurch ihre Genussfähigkeit steigern können.

Entspannungsverfahren erlernen und in den Alltag einbauen

In der Hektik des Alltags ist es für jeden Menschen wichtig, sich Zeit zur Entspannung einzuräumen. Entspannend kann es z. B. sein, ein langes, heißes Bad zu nehmen oder seine Lieblingsmusik zu hören. Für viele ist es hilfreich, zusätzlich zu solchen persönlichen Entspannungstechniken ein Entspannungsverfahren zu erlernen, das in Zeiten höchster nervlicher Beanspruchung (beruflicher Stress, Prüfungssituation, Trennung vom Partner etc.) gezielt zur Beruhigung und Stressbewältigung genutzt werden kann.

Folgende Entspannungsverfahren kommen in Frage:

- Progressive Muskelrelaxation (☞ Kap. 3) nach Jacobson
- Autogenes Training nach Schultz
- Kombination aus progressiver Muskelrelaxation und autogenem Training
- Meditation
- Yoga

Wie Entspannungsverfahren wirken

Mit Entspannungsverfahren wird versucht, Einfluss auf das autonome (das selbstständig arbeitende bzw. unwillkürliche) Nervensystem zu nehmen, das dafür verantwortlich ist, wie wir Stress verarbeiten können. Je besser es gelingt, diesen unwillkürlich arbeitenden Teil des Körpers positiv zu beeinflussen, desto eher ist es möglich, Anspannungen, Ängste und Stressgefühle abzubauen.

Entspannungsverfahren, vor allem die Progressive Muskelrelaxation, können meist während eines stationären Aufenthalts in einer psychiatrischen oder psychosomatischen Klinik erlernt werden. Doch auch Volkshochschulen, Krankenkassen oder Gesundheitszentren bieten entsprechende Kurse an. Jeder kann sich Entspannungsverfahren auch selbst aneignen, z. B. mit Hilfe von Kassetten, die es im Buchhandel oder in Bibliotheken auszuleihen gibt.

Besser ist es jedoch, Entspannungsverfahren möglichst unter Anleitung eines ausgebildeten Trainers oder Therapeuten zu erlernen, damit die Übungen auch wirkungsvoll umgesetzt werden. Trainer und Therapeuten können aufgrund ihrer vielfältigen Erfahrungen auch Tipps geben, wie sich die Entspannungsübungen erfolgreich in den Alltag einbauen lassen. Denn nur durch regelmäßiges Üben (zu Beginn 2-mal täglich) über einen längeren Zeitraum ist ein ausreichender Effekt zu erreichen. Also nicht frustriert sein, wenn sich nach 2 Übungseinheiten noch keine Wundereffekte zeigen!

Sich fordern, aber nicht überfordern

Wenn sich nach erfolgreicher Behandlung einer Depression wieder Kraft, Energie und Lebensfreude einstellen, haben viele Patienten den Wunsch, alles, was in der Zeit der Depression liegen geblieben oder vernachlässigt worden ist, möglichst rasch wieder in Angriff zu nehmen bzw. nachzuholen. Sich selbst zu fordern und allmählich wieder die Pflichten des Alltags zu übernehmen, ist ein wichtiger Schritt zur Genesung. Denn dadurch erhält der Tagesablauf Struktur, und die Erledigung von Aufgaben verschafft ihrerseits ein Gefühl der Befriedigung.
Andererseits haben viele Patienten erfahren, dass es für sie besser ist, wenn sie sich anfangs nicht zu viel aufbürden, um Überforderungen zu vermeiden. Wichtig ist, die eigenen Grenzen zu kennen und auch zu respektieren. Es ist hilfreich, sich erst einmal kleine Ziele zu stecken, dazwischen immer wieder Pausen einzulegen und ab und zu auch die Hilfe anderer in Anspruch zu nehmen. Selbst bei einem neuen Hobby oder der Wiederaufnahme früherer Freizeitbeschäftigungen sollte man sich nicht übernehmen. Infolge der Krankheit kann es sein, dass man noch längere Zeit leichter ermüdet und die Konzentration noch nicht wieder voll hergestellt ist.
Wenn massive Forderungen von außen gestellt werden, wenn Druck und Belastungen wieder einsetzen, die eventuell die depressive Phase mit ausgelöst hatten, ist es notwendig, sich abzugrenzen und Nein zu sagen, zum Selbstschutz und als Schutz vor einem erneuten Zusammenbruch. Das kann bedeuten, dass man z. B. lernen muss, eine Kollegin oder einen Kollegen zu bitten, vorübergehend eine Arbeit mit zu übernehmen; oder die Partnerin oder den Partner um Unterstützung bei Aufgaben zu bitten, die man sonst allein erledigt hat; oder dass man den Kindern Pflichten im Haushalt überträgt, sich stundenweise eine Haushaltshilfe oder einen Babysitter leistet usw.
Das durchzusetzen erfordert ein gewisses Maß an Selbstsicherheit und natürlich die Überzeugung, dass einem diese Unterstützung auch zusteht. Wer im Kontakt mit anderen feststellt, dass er immer wieder Schwierigkeiten hat, die eigenen Bedürfnisse zu äußern, und leicht in eine Überforderungssituation gerät, sollte eine psychotherapeutische Unterstützung erwägen

(☞ Kap. 3). Durch ein Selbstsicherheitstraining in der Gruppe oder in verhaltenstherapeutischen Einzelsitzungen kann man z. B. lernen, seine eigenen Bedürfnisse und Wünsche so zu äußern, dass sie berücksichtigt werden, ohne den anderen vor den Kopf zu stoßen oder zu verärgern.
In der heutigen Arbeitswelt herrscht massiver Leistungsdruck, ständig werden Überstunden gefordert und in allen Bereichen steht durch Rationalisierungsmaßnahmen stets die Gefahr der Arbeitslosigkeit im Raum. Deshalb kann es Situationen geben, in denen es unerwünscht oder unvorteilhaft ist oder auf „taube Ohren" stößt, eigene Bedürfnisse anzumelden. Wenn Patienten merken, dass sie den Belastungen an ihrem Arbeitsplatz nicht gewachsen sind und auch keine Änderung in Sicht ist, kann es ihnen manchmal helfen, einen neuen beruflichen Weg einzuschlagen, um dadurch wieder größere seelische Stabilität und Ausgeglichenheit zu erreichen. Es ist nicht immer einfach, eine solche Entscheidung zu treffen, Vor- und Nachteile müssen abgewogen werden. Eine neue berufliche Perspektive zu finden, verlangt geistige Kreativität und Engagement. Professionelle Unterstützung bei der Entscheidungsfindung und bei der Umsetzung können die Sozialpädagogen in psychiatrischen Kliniken (☞ Kap 3), in Beratungsstellen oder sozialpsychiatrischen Diensten (☞ Kap. 8) leisten, die im Allgemeinen gut über Möglichkeiten der beruflichen Rehabilitation, Maßnahmen des Arbeitsamtes und ähnliches informiert sind.

Auf die eigenen Gefühle achten

Viele Menschen, die wegen Depressionen in Behandlung sind, nehmen ihre Erkrankung zum Anlass, sich grundsätzliche Gedanken über ihr Leben zu machen. Für manche wird die Erkrankung auch zum Ausgangspunkt für Veränderungen. Die eigenen Werte verlagern sich und man nimmt sich künftig vor, bestimmte Aktivitäten (z. B. regelmäßig Sport zu treiben, mehr Zeit für Hobbies) und den Kontakt zu Gleichgesinnten wieder zu pflegen.
Eine weitere Veränderung kann das Gefühlsleben betreffen. Intensive Gefühle wie Angst, Wut, Ärger, Trauer oder auch Freude werden im Alltagsleben oft nicht zugelassen, man geht schnell „zur Tagesordnung" über. Aber diese Gefühle wirken weiter und beeinflussen unsere Stimmung. Auf die eigenen Gefühle zu achten und ihnen angemessen Raum zu geben, ist eine Möglichkeit, den inneren Druck zu verringern und dadurch die eigene Stim-

mung positiv zu beeinflussen. Auch eine Psychotherapie kann helfen, die eigenen Gefühle besser wahrzunehmen und konstruktiv damit umgehen zu lernen. Das kann z. B. bedeuten, Wut und Ärger nicht mehr runterzuschlucken, sondern sie als eigene Gefühle anzunehmen, sie auf ihre Angemessenheit zu überprüfen und dann in akzeptabler Weise zum Ausdruck zu bringen.

Beispiel für eine Alltagssituation

Sabine kommt abgehetzt aus der Arbeit und beeilt sich, das Essen für die Familie zu kochen. Zur vereinbarten Abendessenszeit sitzt sie allein am Tisch. Ihr Mann ruft an, dass ihm etwas dazwischengekommen sei, sie solle nicht mit dem Essen auf ihn warten. Die Kinder erscheinen erst Stunden später und haben schon gegessen.
Was könnte Sabine in dieser Situation tun?

- Ihren Ärger spüren. *(„Ich bin sooo sauer!")*
- Sich über das Handeln der anderen (Ehemann, Kinder) empören. (*„Denen ist wohl egal, wie ich mich hier abmühe!"* oder *„Was ich für sie tue, bedeutet ihnen anscheinend wenig."*)
- Sich vorstellen, wie sie ihre Wut zeigen könnte. (*„Ich könnte sie alle abwatschen!"* oder *„Am liebsten würde ich ihnen das Essen vor die Füße schütten."*)
- Sich bewusst machen, dass sich die Vorstellung, was sie aus Wut tun könnte, nur in ihrer Phantasie abspielt und dass sie selbst entscheiden kann, ob sie es in die Tat umsetzen wird. *(„Will ich das wirklich?")*
- Ärger und Wut rauslassen, sofern kein anderer dadurch geschädigt wird. (Sie stampft ein paar Mal mit dem Fuß auf und schreit laut *„Scheiße!"*, oder sie legt Musik auf, bei der sie laut mitsingen kann, oder sie geht noch eine Runde zum Joggen, bis ihr Ehemann heimkommt, und wird so ihre Energien los)
- Sich in die Position der anderen hineinversetzen und die eigenen Anliegen mit denen der anderen abwägen. *(„Mein Mann kann ja nichts dafür, dass die Besprechung noch angesetzt wurde, und immerhin hat er mich angerufen. Für die Kinder ist das gemeinsame Abendessen mit den Eltern jetzt nicht mehr so wichtig. Sie sind ja schließlich schon erwachsen und wollen ihr eigenes Leben leben. Andererseits bin ich gern mit meiner Familie zusammen und wünsche mir ein wenig Anerkennung für das, was ich für sie tue. Es ist nicht immer einfach für mich, Beruf und Haushalt unter ein Hut zu bekommen.")*
- Das Gespräch mit den anderen suchen, um den eigenen Ärger anzusprechen und einen Kompromiss für die Zukunft aushandeln. (Sie führt noch am gleichen Abend ein Gespräch mit ihrem Mann und den Kindern und sagt ihnen, dass sie sich sehr geärgert hat. Gemeinsam kommen sie dann zu dem Kompromiss, dass 1. das Abendessen allgemein etwas später stattfinden kann, damit sie sich nicht so abhetzen

muss, 2. die Kinder nur an bestimmten Tagen zum Abendessen kommen, damit sie unabhängiger sind, 3. die Kinder rechtzeitig absagen, wenn sie nicht mitessen wollen, und dass 4. ihr Mann und die Kinder an bestimmten Tagen das Kochen übernehmen.)

Wenn Gefühle von Ärger zugelassen, offen geäußert und Konflikte geklärt werden können, kommt es nicht zu Dauerbelastungen, die letztlich für die Entstehung depressiver Phasen mitverantwortlich sein können.
Ebenso lässt sich der Umgang mit intensiven Trauer- oder Angstgefühlen erlernen. Auch hierbei geht es darum, die Gefühle zu durchleben, um dann von ihnen Abschied zu nehmen und sich auf neue Wege einlassen zu können.

Freundschaften pflegen

Freundschaften und gute Beziehungen zu anderen Menschen helfen dabei, aus einer depressiven Phase herauszukommen. Die Zuneigung und aufmunternden Worte von Angehörigen oder guten Freunden sind oft der einzige Halt im Leben. Die Beziehungen zu den Menschen, die ihre Freundschaft auch in den schweren Zeiten der Depression bewiesen haben, sind es wert, aktiv gepflegt zu werden, wenn die Depression überwunden und die Lebenskraft zurückgekehrt ist. Regelmäßige Kontaktaufnahme (Telefonate, E-Mails, Briefe, Einladungen etc.), Interesse am Befinden des anderen, gemeinsame Aktivitäten oder gegenseitige Hilfsangebote können eine Freundschaft aufrechterhalten und schaffen die Voraussetzung für eine Unterstützung in Krisenzeiten.
Auf der anderen Seite ist es schwierig, aus einer Depression herauszukommen, wenn man von Menschen umgeben ist, die keine Unterstützung gewähren und kein Interesse zeigen, sondern im Gegenteil ständig kritisieren, Streit provozieren oder gar gewalttätig sind. Hier kann eine Psychotherapie (ggf. auch eine Paar- oder Familientherapie) möglicherweise helfen, die Beziehungen zu verbessern oder eine Trennung von den Menschen einzuleiten, die der Depression Vorschub leisten.

Positive Lebenseinstellung gewinnen

„Der Geist ist der Herr über sein Schicksal: Er kann sowohl Ursache seines Glücks als auch seines Unglücks sein.“ Seneca

Ob man sich traurig und verzweifelt oder hoffnungsvoll und froh fühlt, hängt sehr davon ab, wie man eine Situation interpretiert. Diese Art der Erfahrung hat wohl jeder schon einmal gemacht.

Beispiel für eine Alltagssituation

Sabine sieht auf der anderen Straßenseite Bernd, einen ehemaligen Studienkollegen, und denkt sich: *„Oh, wie schön!“*

Sabines Reaktion: Sie freut sich, wechselt schnell hinüber auf die andere Straßenseite, spricht ihn an und geht mit ihm zusammen einen Kaffee trinken.

Ihre Stimmung ist sehr gut.

Oder:

Christine sieht auf der anderen Straßenseite Bernd, einen ehemaligen Studienkollegen, und denkt sich: *„Der ist sicher schon Professor, und ich blöde Kuh habe meine Doktorarbeit immer noch nicht fertig.“*

Christines Reaktion: Sie empfindet Minderwertigkeitsgefühle und ärgert sich über sich selbst; mit gesenktem Kopf geht sie weiter und tut so als hätte sie ihn nicht gesehen.

Ihre Stimmung ist schlecht.

Dieses Beispiel verdeutlicht, wie die Stimmung der beiden Frauen ganz entscheidend von den Gedanken beeinflusst wird, die sie sich in einer vergleichbaren Situation gemacht haben.

In den 60er Jahren zeigte Aaron T. Beck auf, dass sich Menschen in depressiven Phasen mit bestimmten Gedanken quälen, die ihre depressive Stimmung weiter aufrechterhalten. Beck stellte fest, dass sich die negativen Gedanken bei depressiven Menschen in typischer Weise auf die eigene Person beziehen (übermäßige Selbstkritik) sowie auf die Welt um sie herum (allgemein negative Sicht der Dinge, „Negativität“) und auf die Zukunft (Hoffnungslosigkeit). Beispiele für solche negativen Gedanken, die in einer depressiven Phase vorherrschen können, sind wie folgt:

- **Übermäßige Selbstkritik:** „Ich mache **immer** Fehler“ oder „Ich schaffe das eh **nicht**“
- **Allgemeine Negativität:** „Irgendwas geht **immer** schief!“ oder „Es hat doch **alles** keinen Sinn“
- **Hoffnungslosigkeit:** „Es hört **nie** mehr auf!“ oder „Ich werde **nie** mehr der/die Alte sein“

Typische Denkmuster

Aufbauend auf den Erkenntnissen von Beck wurde versucht, die typischen Denkmuster während einer depressiven Phase genauer zu analysieren. Folgende Denkmuster wurden gefunden:

- **Alles-oder-nichts-Denken:** Es gibt nur extreme Beurteilungskriterien (entweder schwarz oder weiß, gut oder schlecht, immer oder nie, ganz oder gar nicht).
- **Übertreibende Verallgemeinerungen:** Ein einzelnes negatives Ereignis wird als exemplarisch für eine unendliche Serie von Niederlagen angesehen.
- **Abwehr des Positiven:** Positive Erfahrungen zählen nicht, sie werden nicht registriert oder aber abgewertet.
- **Geistige Filter:** Eine negative Einzelheit wird herausgegriffen und das gesamte Wirklichkeitsbild dadurch getrübt.
- **Etikettierungen:** Negative Beschreibung, Abwertung der eigenen Person (oder auch anderer Personen).
- **Voreilige Schlussfolgerungen:** Bezüglich der eigenen Person oder Situation werden ungünstige Folgerungen gezogen, ohne dass es ausreichende Belege dafür gibt, und dem widersprechende Informationen werden einfach ausgeblendet.
- **Über- und Untertreibungen:** Eigene Fehler und die Leistungen anderer werden überschätzt; eigene Leistungen und die Fehler anderer unterschätzt.
- **Übertriebenes Verantwortungsgefühl:** Für jedes Misslingen, Versagen usw. wird die Verantwortung übernommen.
- **Wunschaussagen und unrealistische Ansprüche:** Mit Anforderungen wie „man muss", „man sollte" setzt man sich selbst unter Druck oder erwartet von sich Dinge, die von vornherein nicht erfüllbar sind.
- **Ständige Bezugnahme auf die eigene Person:** Die eigene Person wird stets im Mittelpunkt der allgemeinen Aufmerksamkeit und Kritik gesehen.
- **Emotionale Beweisführung:** Die eigenen negativen Gefühle werden als Beleg für die eigenen negativen Bewertungen gesehen.
- **„Hoffentlich-ist-es-nichts-Schlimmes"-Stil:** Es werden negative Erwartungen und Befürchtungen geäußert, die eine ängstliche und hoffnungslose Stimmung erzeugen bzw. verstärken.
- **„Katastrophisieren":** Unter dem Motto *„Denke immer an das Schlimmste, es wird dir sicher zustoßen!"*

Negative Bewertungen (z. B. *„Ich bin ein Versager"*) drücken die Stimmung, während positive, lebensbejahende Gedanken (z. B. *„Ich habe in verschiedenen Dingen Erfolg gehabt, manchmal hat es nicht geklappt – genau wie bei allen anderen Menschen* *auch. Beim nächsten Mal wird es mir gelingen, ...“*) Mut machen, das Selbstbewusstsein stärken und dadurch die Stimmung heben.

Ein erster Schritt könnte darin bestehen, die negativen Denkmuster im eigenen Denken zu erkennen und sie als Zeichen der Depression zu sehen. In einem zweiten Schritt wäre zu prüfen, wie wirklichkeitsnah und situationsgerecht das Denken ist und ob nicht realistischere und hilfreichere Alternativen denkbar sind. Fragen Sie sich z. B.:

- Ist dieser Gedanke realistisch?
- Hilft er mir, es in Zukunft besser zu machen, Fehler zu vermeiden?
- Hilft mir der Gedanke, mich besser zu fühlen oder unangenehme Gefühle zu vermeiden?
- Hilft mir der Gedanke, die Beziehung zu anderen zu verbessern oder Konflikte mit anderen zu vermeiden?

Der Realitätsgehalt von bestimmten Gedanken (z. B. *„Bei mir läuft immer alles schief“*) lässt sich auch direkt durch eine Befragung von Angehörigen, Freunden, Mitpatienten überprüfen. So kann man unterschiedliche Perspektiven bzw. realistischere Sichtweisen kennen lernen. Bewusst nach Alternativen Ausschau zu halten und positives Denken systematisch anhand von konkreten Beispielen zu üben, hilft langfristig mit, eine positive Lebenseinstellung zu gewinnen.

Tabelle 4.3

Typische Gedanken bei depressiven Menschen – und was man dagegen setzen kann

Negative Gedanken	Hilfreiche Alternative
Alles-oder-nichts-Denken	
„Das wird nie mehr besser.“	***„Es gibt immer eine Veränderung. Warum nicht auch zum Besseren?“***
„Ich mache immer alles falsch!“	***„Ich habe schon einiges in meinem Leben gut gemacht.“*** (z.B. Meisterprüfung geschafft; fünfköpfigen Haushalt geführt; Italienisch gelernt; Kinder groß gezogen)
Übertreibende Verallgemeinerung	
„Das ging daneben. Ich bin und bleibe ein Tollpatsch.“	*„Das ging diesmal daneben. Aus Schaden wird man klug.* ***Das nächste Mal wird es schon wieder klappen.****“*
„Dann ist der Computer abgestürzt. Ich kann einfach nicht mit Computern umgehen.“	*„Der Computer ist abgestürzt. Schon wieder! Ich rufe mal die Hotline an.* ***Ich muss schließlich nicht alles können.****“*

Negative Gedanken	Hilfreiche Alternative
Abwehr des Positiven	
„Das ist doch nichts Besonderes! Das kann doch jeder!"	*„**Dieses Bild** (dieser Kuchen, dieser Brief …) **ist mir wirklich gut gelungen!**"*
„Ja, aber früher ging mir alles viel schneller von der Hand!"	***„Das ist mir schon wieder ganz gut geglückt. Allmählich werde ich auch mein altes Tempo wieder erreichen."***
Geistiger Filter	
„Als meine Tochter heute früh gemeint hat, ich sollte mich doch mal beeilen, war der Tag für mich schon wieder gelaufen."	***„Da sage ich nur: Eile mit Weile. Jeder in seinem Tempo!"***
„Diese Bemerkung ist mir noch den ganzen Abend durch den Kopf gegangen. Ich konnte das Essen gar nicht mehr genießen."	*„**Stopp, Grübeln hilft nichts.** Das vermiest mir nur die Stimmung. Das Essen sieht doch so lecker aus!"*
Etikettierungen	
„Ich bin ein Idiot!"	***„Es ist noch kein Gelehrter vom Himmel gefallen. Ich bin ein Mensch, der schon viel kann und noch viel dazulernen wird."***
„Die ganze Welt ist ein Jammertal!"	*„**Es gibt viele Probleme auf der Welt, aber auch sehr viel schöne Dinge.** Ich will dazu beitragen, dass die schönen Dinge (Völkerverständigung, saubere Natur etc.) mehr Gewicht bekommen."*
Voreilige Schlussfolgerungen	
„Herr S. hat mich nicht gegrüßt. Die mögen mich hier alle nicht."	*„Herr S. hat mich nicht gegrüßt. **Vielleicht hat er einen schlechten Tag oder war in Gedanken versunken.**"*
„Ich spüre keine Wirkung des Medikaments. Mir können Medikamente einfach nicht helfen!"	*„Ich spüre keine Wirkung des Medikaments. **Ich werde mal mit dem Arzt sprechen, ob es das richtige Medikament für mich ist, ob die Dosierung stimmt.**"*
Über- und Untertreibungen	
„Andere sind immer so gut drauf, nur ich bin so ein Miesepeter." *„Die Kuchen von Frau M. sind immer so perfekt, bei mir geht immer irgendwas schief."*	***„Niemand ist vollkommen perfekt. Jeder hat Schwächen, aber auch Stärken!"*** (Ich bin ein guter Zuhörer; ich kann gut mit Kindern umgehen; ich bin ein guter Skifahrer; ich kann knifflige Rätsel lösen …)
Übertriebenes Verantwortungsgefühl	
„Ich hätte mich mehr um meine Mutter kümmern sollen. Jetzt ist es zu spät." *„Ich hätte nicht arbeiten gehen sollen, dann hätte mein Sohn den Quali geschafft."*	***„Ich bin nicht für alles verantwortlich. Ich habe mein Bestes getan."***

Negative Gedanken	Hilfreiche Alternative
Wunschaussagen und unrealistische Ansprüche	
„Man muss mit allem allein fertig werden."	***„Warum soll ich es mir schwerer machen als nötig? Ich hole mir die Hilfe, die ich brauche!"***
„Der muss doch gemerkt haben, dass es mir schlecht geht!"	*„Seine Reaktion war nicht sehr einfühlsam. Ich **werde mit ihm darüber reden** und ihm sagen, dass ich mich nicht gut gefühlt habe."*
Ständige Bezugnahme auf die eigene Person	
„Ich vermiese den anderen nur die Stimmung. Ich bleibe besser daheim."	***„Ich halte mich an die Leute, die mich mögen und so akzeptieren, wie ich bin."***
„Die schauen mich doch alle an und sehen, dass es mir nicht gut geht."	
Emotionale Beweisführung	
„Ich fühle mich minderwertig, also bin ich auch minderwertig."	*„**Ich besinne mich auf meine Stärken,** die werden mir helfen, meine Selbstsicherheit wieder zu finden/selbstsicher zu werden."*
„Ich spüre keine Hoffnung in mir, da kann es auch keine Hoffnung für mich geben."	*„Also prüfe Hoffnung und Furcht, und sooft alles ungewiss ist, **meine es gut mit dir:** Glaube, was du lieber willst."* Seneca
„Hoffentlich-ist-es-nichts Schlimmes"-Stil	
„Hoffentlich stell' ich mich nicht wieder so blöd an!"	*Das wird schon schief gehen! Und wenn, dann mache ich nächste Woche einen neuen Versuch. **Übung macht den Meister!***
„Hoffentlich verlier' ich nicht wieder die Nerven und fang an zu heulen!"	
Katastrophisieren	
„Ich werde sicher der Erste sein, der entlassen wird."	*„Bisher war mein Chef doch zufrieden mit mir. Also ruhig Blut.*
„Ich bin ein hoffnungsloser Fall!"	***Depressionen können sehr gut behandelt werden. Auch bei mir wird es wieder aufwärts gehen. Es gibt ein Licht am Ende des Tunnels!"***

Um positive Gedanken zu bestärken, haben sich als Hilfsmittel Aufkleber (z. B. ein Herz, eine Blume oder ein Smiley) bewährt. An verschiedenen Stellen in der Wohnung angebracht (z. B. über dem Bett, am Badezimmerspiegel, am Kühlschrank) können sie als Signal dienen, an etwas Positives zu denken. Manche Patienten ziehen es vor, eigene positive Leitgedanken oder Sinnsprüche niederzuschreiben und so in der Wohnung zu verteilen, dass sie möglichst regelmäßig gelesen werden können (z. B. nach dem Aufwachen, beim Zähneputzen, beim Kochen, auf der Toilette usw.).

Positives Denken

Positives Denken bedeutet nicht, dass alles durch die rosarote Brille betrachtet wird. Damit würde man sich selbst betrügen und könnte auf die zweifellos immer wieder im Leben auftauchenden Probleme auch nicht angemessen reagieren.

Positives Denken bedeutet, bei jedem Problem, in jeder noch so schwierigen Situation oder Krise einen Ansatzpunkt für eine Wendung zum Besseren zu finden. Das beinhaltet die Fähigkeit, Probleme zu erkennen, sie aber als Herausforderung und als Möglichkeit zur Weiterentwicklung zu sehen.

Trotz aller Bemühungen um eine realistische Sichtweise und positive Gedanken machen viele die Erfahrung, dass sich in einer depressiven Phase immer wieder negative Gedanken aufdrängen und übermächtig zu werden drohen. Das ist überhaupt kein Grund, aufzugeben. Die Lebenseinstellung und automatischen Gedankenabläufe lassen sich nicht von heute auf morgen verändern. Daher ist es wichtig, den richtigen Umgang mit negativen Gedanken zu lernen, die sich ungünstig auf die Stimmung auswirken. Bewährt haben sich folgende Techniken:

- **Gedankenstopp durchführen**
  Durch ein in Gedanken gesprochenes „Stopp!" mit dem Zusatz: „Dieser Gedanke ist wenig hilfreich und verschlechtert nur meine Stimmung" kann ein negativer Gedanke bewusst unterbrochen und die Aufmerksamkeit auf einen positiven Gedanken gelenkt werden. Beziehen sich negative Gedanken auf ein tatsächlich zu lösendes Problem, werden sie notiert, um sich später bewusst damit befassen zu können (☞ „Sorgenstunde").
- **„Aufblas"-Technik anwenden**
  Durch Übertreibung wird ein negativer Gedanke so aufgeblasen, dass er lächerlich wirkt und eine Distanzierung ermöglicht (z. B. wird der negative Gedanke: *„In der Gruppe werden sie mich kritisieren"* aufgeblasen zu: *„Jeder in der Gruppe hat das alleinige Lebensziel, mich fertig zu machen"*). Hier setzt man auf den Humor als therapeutisches Mittel.
- **Bewusst „katastrophisieren"**
  Sich realistisch zu überlegen, was schlimmstenfalls in einer bestimmten Situation passieren könnte, ermöglicht Vorbereitungen zu treffen. (Was könnte ich im Vorfeld tun? Was könn-

te ich sagen? Wer könnte mich unterstützen? Was könnte mir hinterher helfen?). Das beruhigt durch Versachlichung der Problematik und nimmt der „Horrorvision“ den Schrecken.

- **Zeitmaschine betätigen**
  Versetzt man sich bewusst in die Zukunft, kann ein gegenwärtiges Problem (Arbeitsplatzverlust, Trennungsschmerz etc.) von einer anderen Warte aus gesehen werden. Dadurch lassen sich positive Aspekte und Entwicklungsmöglichkeiten besser erkennen.
- **„Sorgenstunde“ einrichten**
  Eine begrenzte Zeit pro Tag (pro Woche) wird dafür reserviert, sich bewusst mit einem Problem befassen zu können, z. B. Wie soll ich mich verhalten, wenn ich nach der Krankheit das erste Mal wieder in die Firma komme? Was kann ich tun, dass ich mich nicht so einsam fühle? (☞ Problemlösen statt Grübeln).

Diese Techniken eignen sich nicht für alle negativen Gedanken und auch nicht für alle Personen in gleichem Maße. Jeder muss selbst herausfinden, was ihm in welcher Situation hilft, allmählich zu einer realitätsbezogenen Denkweise zu finden.

Wenn man gelernt hat, realistischer und positiver zu denken, kann es trotzdem sein, dass sich die Stimmung noch nicht wesentlich gebessert hat und unangenehme Gefühle noch immer vorherrschen. Wie schon erwähnt, lässt sich das Denken leichter verändern als das Fühlen. Es setzt eine längere Zeit der Übung voraus, bis sich eine positive Lebenseinstellung und Denkweise sozusagen automatisch und nachhaltig in einer Stimmungsverbesserung niederschlagen.

Problem lösen statt Grübeln

„Schlägt dir die Hoffnung fehl, nie fehle dir das Hoffen! Ein Tor ist zugetan, doch tausend sind noch offen.“ Friedrich Rückert

Manche Patienten erleben es als sehr belastendes Symptom ihrer Depression, dass sie ständig grübeln. Das Grübeln tritt an die Stelle des „Nachdenkens“ (im Sinne einer alltagstauglichen Problemlösung). Als Grübeln ist eine Aneinanderkettung von negativen Gedanken, die sich im Kreis drehen, zu verstehen. Es scheint, als würde sich der Grübler in seinen Problemberg hineingraben und darin verharren. Dadurch werden seine negative

Sichtweise *(„Das schaffe ich doch nie")*, seine Niedergeschlagenheit, seine Hilf- und Hoffnungslosigkeit noch verstärkt. Durch Grübeln werden aber keine Probleme gelöst.

So könnten die Gedanken eines Grüblers aussehen

> *„Jetzt bin ich schon 4 Wochen krank, das wird mein Chef nicht mehr lange mit ansehen. Die Kollegen werden jedenfalls ganz schön sauer auf mich sein, dass sie meine Arbeit mitmachen müssen. Aber ich kann ja nicht arbeiten. Es ist noch gar nicht besser geworden. Die Medikamente helfen auch nicht. Davon wird man nur blöd im Kopf. Man kann doch nicht sein Leben lang Medikamente nehmen! Das kann auf Dauer nicht gut gehen. Es wird wohl nie mehr besser mit mir. Für die Zukunft sehe ich schwarz. Und wenn ich meine Arbeit verliere, wie soll ich da meine Wohnung finanzieren? Von dem Geld meiner Frau können wir nicht leben. Wie lange wird meine Frau das noch mitmachen? Was soll sie mit einem kranken Mann? Und die Kinder? Für die bin ich auch nur ein Jammerlappen ..."*

Die Gedanken des Grüblers lassen sich den typischen negativen Denkmustern zuordnen.
Anders beim so genannten Problemlöser: Er wird den Problemberg in einzelne Hügel (Einzelprobleme) aufteilen, die sich einfacher abtragen bzw. bewältigen lassen. Dann überlegt er sich,

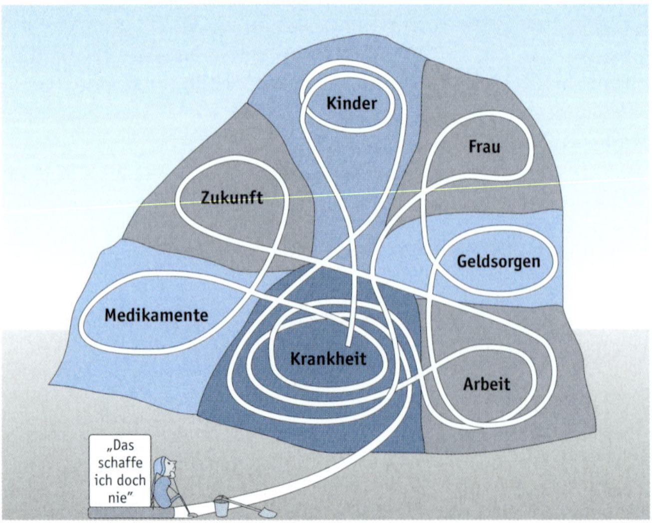

Abb. 4.2 Der Grübler und sein Problemberg

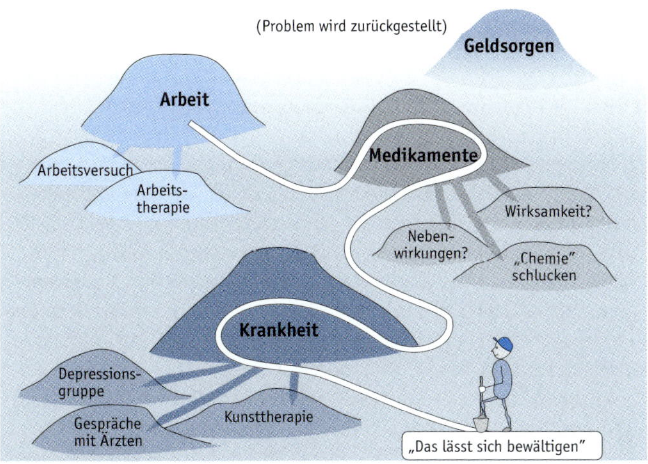

Der Problemlöser **Abb. 4.3**

wie und in welcher Reihenfolge er die Einzelprobleme angehen möchte, welche besser gleich gelöst werden und welche warten können, weil sie nicht so dringend oder im Moment sowieso nicht lösbar sind. Einen Problemhügel abzutragen, also ein Teilproblem zu lösen, erscheint aussichtsreicher *(„Mit kleinen Schritten könnte es gehen!")* und benötigt nicht so viel Energie. Zudem ist das Zurückstellen einiger Teilprobleme entlastend.

So könnten die Gedanken des Problemlösers aussehen

„Jetzt muss ich erst mal wieder gesund werden. Alles Weitere hängt davon ab. Was kann ich selber dafür tun? Erst mal alle Behandlungsangebote hier in der Klinik in Anspruch nehmen. Von der Wirkung der Medikamente habe ich noch nicht viel gemerkt, aber das Malen und die Gespräche mit meiner Ärztin tun mir ganz gut ..."

„Ich weiß von vielen wissenschaftlichen Untersuchungen, dass Antidepressiva nach einer Zeitspanne von 2–4 Wochen bei etwa 70% der Patienten gut wirken. Das ist ein beruhigendes Gefühl, die Zeit arbeitet für mich! Darauf kann ich mich verlassen ..."

Während sich der Grübler durch sein negatives Denken und die Hoffnungslosigkeit noch schlechter fühlt, kann der Problemlöser durch seine Konzentration auf ein einzelnes Problem wieder Hoffnung schöpfen und sich etwas besser fühlen. Es wäre daher anzustreben, vom Grübler zum Problemlöser zu werden.

Auf Warnzeichen achten und rechtzeitig Hilfe in Anspruch nehmen

„Die schwächste Hoffnung ist immer noch besser als Verzweiflung." Maria Brooks

Die meisten Menschen können, nachdem sie eine depressive Krise erlebt haben, im Nachhinein beschreiben, wann sie die ersten Anzeichen der Depression an sich wahrgenommen haben und welche Veränderungen es waren. Sie berichten z. B. von Müdigkeit, Konzentrationsschwierigkeiten, abnehmendem Interesse an Sexualität, allgemeiner Lustlosigkeit oder zunehmender Empfindsamkeit.

Wenn sie zum ersten Mal auftreten, werden diese Veränderungen meist noch nicht als Anzeichen einer Depression erkannt, sondern als normale Schwankung der Befindlichkeit gesehen. Die natürliche Reaktion darauf ist, zunächst abzuwarten, ob sich das nicht „von selbst wieder gibt". Diese Reaktion ist verständlich, aber leider geht dadurch viel Zeit verloren. Die Depressionsspirale kommt in Gang, und das Leiden wird unnötig verlängert und verstärkt.

Wer sich nach überstandener Depression damit befasst, welche Veränderungen im Fühlen, Denken und Verhalten im Vorfeld der depressiven Erkrankung bei ihm aufgetreten waren, hat die Chance, in Zukunft ähnliche Veränderungen als Warnzeichen für eine erneute depressive Phase zu erkennen. Und durch rechtzeitiges Gegensteuern lässt sich eine schwere depressive Erkrankung eher verhindern.

Das heißt aber nicht, dass sich jeder Betroffene ständig kontrollieren und jede vorübergehende Missgestimmtheit oder Schlafstörung dramatisieren sollte. Die meisten Menschen, die bereits eine depressive Erkrankungsphase erlebt haben, können ohnehin sehr gut zwischen einer „normalen" traurigen Stimmung oder Müdigkeit und einer depressiven Stimmung unterscheiden. Es lohnt sich auf jeden Fall, nach persönlichen Warnzeichen zu fahnden und sie schriftlich festzuhalten (z. B. im Krisenplan ☞ Kap. 7). Dann können beim Auftreten dieser Warnzeichen rasch Gegenmaßnahmen ergriffen werden (z. B. bewusstes Einplanen von angenehmen Tätigkeiten; Unterstützung durch Angehörige; Krankschreibung zur Stressminderung; Arztbesuch, um sich antidepressive Medikamente verordnen zu lassen; Aufnahme einer psychotherapeutischen Behandlung).

Welches die richtigen Maßnahmen sind, kann von Person zu Person unterschiedlich sein. Die erwünschten Maßnahmen können

– in Absprache mit Ärzten, Therapeuten und Angehörigen – ebenfalls im Krisenplan notiert werden. Das vermittelt den Betroffenen und ihren Familien im Krisenfall mehr Sicherheit und erleichtert die Kontaktaufnahme zu Ärzten und Therapeuten.

Medikamente regelmäßig einnehmen

Menschen, die schon mehrfach schwere depressive Krisen durchgemacht haben, ist eine medikamentöse Langzeitbehandlung zu empfehlen, da sie einen gewissen Schutz vor weiteren Erkrankungen bieten kann. Wie sich in wissenschaftlichen Studien gezeigt hat, ist der Krankheitsverlauf deutlich besser bei Patienten, die sich an die Empfehlungen halten und ihre Medikamente regelmäßig einnehmen. D. h., sie erkranken wesentlich seltener erneut und wenn Depressionen doch auftreten, fallen sie weniger schwer aus und dauern auch nicht so lange (☞ Kap. 3).

Auf regelmäßige Medikamenteneinnahme achten

Trotz dieser Vorteile einer langfristigen Medikamenteneinnahme entschließen sich viele Patienten bereits nach kurzer Zeit (etwa 50 % der Patienten bereits nach etwa 3 Monaten), die Medikamente nicht mehr zu nehmen. Das ist meist der Zeitpunkt, zu dem es ihnen wieder besser geht. Offenbar kostet es mehr Überwindung, Medikamente einzunehmen, wenn keine Symptome vorhanden sind, als wenn die Beschwerden deutlich spürbar sind.

Einnahme nicht einfach abbrechen

Sobald die Symptome der Erkrankung verschwinden, werden die Medikamente oftmals schnell weggelassen. Es wird einfach angenommen, die Medikamente seien nicht mehr nötig. Das ist nicht nur bei Medikamenten gegen Depression der Fall. Auch Antibiotika z.B. müssen konsequent über mehrere Tage eingenommen werden und nicht nur, solange Halsschmerzen, Fieber etc. vorhanden sind. Antidepressiva muss man jedoch nicht nur mehrere Tage, sondern häufig längere Zeiträume (Monate bis Jahre) einnehmen. Deshalb müssen die Betroffenen gut über die Vor- und Nachteile informiert sein. Wer Zweifel an der Notwendigkeit oder Wirksamkeit der Medikamente hat, sollte auf jeden Fall das Gespräch mit dem behandelnden Arzt suchen und mit ihm das weitere Vorgehen besprechen.

Soll eine medikamentöse Behandlung über mehrere Jahre fortgeführt werden, spielen natürlich auch die **Nebenwirkungen** der jeweiligen Mittel eine Rolle. Zweifellos werden viele Patienten durch die Nebenwirkungen der Medikamente stark verunsichert, verängstigt, manchmal auch verärgert. Dabei kann es sich um tatsächlich vorhandene Nebenwirkungen wie z. B. Mundtrockenheit, Übelkeit, Händezittern, Gewichtszunahme (☞ Kap. 3) handeln oder um aktuell noch nicht spürbare Langzeitnebenwirkungen, die sich evtl. zukünftig bemerkbar machen (Auswirkungen auf innere Organe, Vergiftungsgefahr etc.). Ohne ausreichende Informationen über die Hintergründe der Erkrankung, über die verordneten Medikamente und die Bedeutung der Langzeitbehandlung kann man nicht erwarten, dass die Patienten diese Nebenwirkungen ohne weiteres ertragen.

Selbst kompetent entscheiden

Es ist Ihr gutes Recht, wichtige Informationen zur Behandlung einer Depression vom behandelnden Arzt oder dem Klinikteam einzufordern, um dann nach sorgfältigem Abwägen der Vor- und Nachteile einer medikamentösen Langzeitbehandlung selbst eine kompetente Entscheidung treffen zu können.
Psychoedukative Gruppen (☞ Kap. 3) bieten eine gute Möglichkeit, sich einerseits über den aktuellen Wissensstand der Fachwelt zu informieren und andererseits die persönlichen Erfahrungen anderer Betroffener kennen zu lernen. Ein ausreichendes Basiswissen über die Behandlung kann häufig dazu beitragen, das verständliche Unbehagen gegenüber der Chemie, die man „in sich rein schluckt" abzubauen.

Hoffnung bewahren

„Ich habe jemand sagen gehört, dass man in der schweren Depression ohnehin lebendig begraben ist. Das mag unangenehm sein, bietet aber im Unterschied zum wirklichen Grabestod noch Spielraum für Besserung." Andrew Salomon

Eine schwere, lang dauernde Depression kann einen Menschen so zermürben, dass er keine Hoffnung mehr für sich sieht. Gefühle von Wertlosigkeit, Hoffnungslosigkeit, Schuld und Verzweiflung können den Betroffenen so überwältigen, dass er sich außerstande sieht, so weiterzuleben. Selbstmordgedanken gehören zu den bedrohlichsten Begleiterscheinungen einer depressiven Erkrankung.
Der in der Literatur beschönigend dargestellte „Freitod" ist in der Realität eher selten. Die meisten Selbstmorde stehen mit einer psychischen Erkrankung in Zusammenhang. Dass Menschen, die einen Selbstmordversuch überlebt haben, überwie-

gend froh sind, wieder ins Leben zurückgekehrt zu sein, zeigt, dass Selbstmorde Verzweiflungstaten sind. Diejenigen, die sie begehen, hätten sich eigentlich eine andere Lösung ihrer Probleme gewünscht.
Die Schlussfolgerung *„Mein Leben hat keinen Sinn mehr, ich muss ihm ein Ende setzen"* ist voreilig, da sie der verzerrten Sichtweise in der Depression entspringt. Das kann folgendes Bild veranschaulichen:

Die verzerrte Sichtweise bei Depressionen

- Ein Bleistift wird in ein Glas mit Wasser gestellt. Von der Seite betrachtet, erscheint der Bleistift gebrochen. Doch wenn wir ihn wieder herausziehen, sehen wir, dass er noch ganz gerade ist.
- In der Depression erscheint einem das Leben „kaputt" oder wie ein Scherbenhaufen. Wenn die depressive Krise überwunden ist, stellt man fest, dass doch nicht alles in Scherben liegt, sondern dass es durchaus Dinge im Leben gibt, für die es sich zu leben lohnt.

Was tun bei Selbstmordgedanken?

Bei Selbstmordgedanken sollte der Betroffene:

- Den Mut finden, seinen nächsten Angehörigen oder anderen nahe stehenden Menschen über die innere Verzweiflung zu berichten!
- Den Arzt oder Therapeuten verständigen!
- Im Notfall die nächste psychiatrische Klinik aufsuchen, auch nachts oder am Wochenende. Dort ist immer jemand da und bereit, sich um Menschen in Notlagen zu kümmern.

Bei Selbstmordgedanken sollte bedacht werden:

- Jede Depression geht einmal vorbei – ein Selbstmord dagegen ist endgültig!
- Auch wenn man glaubt, allen nur eine Last zu sein, wäre ein Selbstmord noch sehr viel belastender für Angehörige und Freunde!
- Selbst wenn man schon viel probiert und oft Rückschläge erlebt hat, gibt es immer noch weitere Behandlungsmöglichkeiten, die man versuchen kann!

Keine Kurzschlusshandlung – sich immer noch eine Chance geben!

Auch wenn wir die Sonne während der Nacht nicht sehen, ist sie doch weiterhin vorhanden.
Nach jedem Regen folgt Sonnenschein. Das ist ein Naturgesetz. Das Gleiche gilt für Depressionen, jede Depression geht vorbei!

5 Was können Angehörige und Freunde für die Patienten und für sich selbst tun?

„Die größten Menschen sind jene, die Anderen Hoffnung geben können.“ Jean Jaurès

Wie das soziale Umfeld, d.h. vor allem die Familie, auf die Depression eines Familienmitglieds reagiert, ist von entscheidender Bedeutung. Ist die Diagnose gestellt, werden die Angehörigen des Patienten zu den wichtigsten „Mitbehandlern“ (Co-Therapeuten) der Ärzte bzw. Psychotherapeuten.
Durch Umsetzung der „Goldenen Regeln für Angehörige“ können Bedingungen geschaffen werden, die dem Betroffenen helfen, aus der Depression herauszukommen. Angehörige sollten aber auch bedenken, dass es nicht ihre Aufgabe ist, jemanden aus der Depression herauszuholen. Dafür ist der Betroffene selbst zuständig, er muss diese Arbeit Schritt für Schritt leisten und das Gesundungstempo bestimmen. Angehörige und Therapeuten können ihm nur zur Seite stehen und ihn auf seinem Weg aus der Depression begleiten.

Tabelle 5.1

Goldene Regeln für Angehörige
Sich über die Erkrankung informieren
Immer wieder Hilfe geben, Verständnis und Interesse am anderen zeigen, loben und Mut machen
Den Alltag für den Patienten einfacher machen
Die Autonomie des Patienten wahren
Zeit für sich selbst nehmen
Gefühle zulassen
Hilfe in Anspruch nehmen (bei Familie, Freunden, Professionellen)
Auf Medikamenteneinnahme und Nebenwirkungen achten
Mit Ärzten und Therapeuten zusammenarbeiten
Auf Anzeichen für Selbstmordpläne achten
Geduld, Hoffnung, Humor und Optimismus bewahren (es gibt ein Licht am Ende des Tunnels!)

Sich über die Erkrankung informieren

Wer sich mit der Erkrankung auskennt, kann auch besser mit dem Erkrankten umgehen. Trotz unserer Informationsgesellschaft ist das Wissen über die Krankheit Depression in der Allgemeinbevölkerung nicht sehr groß oder es existiert nur ein Halbwissen. Mit Depressionen in der eigenen Familie konfrontiert, ist für die Angehörigen ein erster und wichtiger Schritt sich zu informieren und Beratungsangebote anzunehmen.
Informieren können sich Angehörige durch:

- Ratgeberbücher
- Internet
- Angehörigenberatung
- Psychoedukative Angehörigengruppen

Ratgeberbücher und Internet

Neben diesem **Ratgeber** *„Lebensfreude zurückgewinnen"* gibt es eine Reihe weiterer Bücher, die sich gut für Angehörige eignen.
In den letzten Jahren ist der Umgang mit Computern und mit dem **Internet** selbstverständlicher geworden. Auch von psychisch Kranken und ihren Angehörigen werden die Möglichkeiten, die das Internet bietet, vermehrt genutzt. Es gibt mittlerweile mehrere Internetseiten, die von psychiatrischen Experten betreut werden und die sowohl Betroffene als auch Angehörige zur Information, Beratung und zum „Chatten" (direkter Erfahrungsaustausch über den Computer) nutzen können.

Tabelle 5.2

Informations- und Beratungsangebote für Angehörige im Internet
Informationen über verschiedene psychische Erkrankungen und ihre Behandlung
Hilfe bei der Suche nach Ärzten, Kliniken, Therapeuten
Literaturempfehlungen
Möglichkeit, Fragen an Experten zu richten, die möglichst schnell und direkt von diesen beantwortet werden
Gelegenheit, sich mit Betroffenen oder anderen Angehörigen auszutauschen, sich gegenseitig Ratschläge zu erteilen

Eine Liste empfehlenswerter Literatur (incl. eines Ratgebers speziell für Angehörige von depressiv Erkrankten) sowie hilfreiche Internetseiten finden Sie im Kapitel 9. Da es mittlerweile sehr umfangreiches Informationsmaterial gibt, das ständig anwächst, kann diese Liste keinen Anspruch auf Vollständigkeit erheben.

Angehörigenberatung

Für die meisten Menschen – insbesondere wenn sie nicht so gerne lesen oder dies nicht gewohnt sind – ist es angenehmer und anschaulicher, zusätzlich zum schriftlichen Material in einem Gespräch informiert zu werden. Als Ansprechpartner kommen im Prinzip alle an der Behandlung beteiligten Personen in Frage.

Das Einverständnis des Patienten vorausgesetzt, kann der behandelnde Arzt (ein niedergelassener Psychiater mit eigener Praxis oder an einer psychiatrischen Klinik) mit den Angehörigen sprechen und sie über die Erkrankung und die Behandlungsmöglichkeiten – allgemein und auf den jeweiligen Patienten bezogen – sowie über den Beitrag, den Angehörige zur Gesundung des Patienten leisten können, beraten.

Besonders bewährt haben sich Gespräche, an denen sowohl Angehörige, Patienten als auch professionelle Helfer beteiligt sind („trialogische" Gespräche). Konkreten Anlass für ein derartiges Familiengespräch könnte z. B. die Besprechung des Therapiekonzepts, die Vorbereitung auf die Entlassung nach einem stationären Aufenthalt, die Klärung eines familiären Konflikts oder die Lösung eines Problems im beruflichen Alltag geben.

Weitere persönliche Informations- und Beratungsmöglichkeiten für Angehörige bieten die Gesundheitsämter, Sozialämter, allgemeinen Sozialdienste, sozialpsychiatrischen Dienste, Krisendienste, Beratungsstellen kirchlicher oder freier Träger oder sonstige soziotherapeutischen Einrichtungen an (☞ Kap. 8). Hier kann eine Beratung sowohl konkrete Verhaltenstipps zur Bewältigung einer Krisensituation beinhalten als auch Informationen über gezielte Hilfsangebote (z. B. Maßnahmen des Arbeitsamtes, Kurbeantragung, Vermittlung einer Haushaltshilfe), die Weitervermittlung an die zuständigen Stellen (z. B. Adressen von Psychotherapeuten oder Psychiatern vor Ort) oder die Abklärung rechtlicher Fragen (z. B. Betreuungsrecht, Kündigungsschutz).

Mitunter geht es in der Angehörigenberatung aber vor allem darum, dass geschulte Kräfte die Funktion eines guten Zuhörers übernehmen, damit Angehörige ihren Kummer loswerden und wieder Kraft und Hoffnung schöpfen können.

Vielerorts wird z. B. von Kliniken, Praxen, ambulanten Beratungseinrichtungen oder Selbsthilfeorganisationen der Angehörigen psychisch Kranker eine **Telefonberatung** für die Angehörigen organisiert (☞ Kap. 7). Dabei ist die Telefonberatung manchmal das Hauptangebot einer Einrichtung oft aber auch nur ein Bestandteil eines umfangreicheren Angebots, mit dem die Angehörigen in die Behandlung des Patienten einbezogen werden. Um die Hemmschwelle für die Angehörigen möglichst niedrig zu halten, bieten manche Einrichtungen eine anonyme Telefonberatung an. Inhaltlich werden mit dieser Beratung ähnliche Bereiche abgedeckt wie in einem persönlichen Beratungsgespräch.

Psychoedukative Angehörigengruppen

Da die Zeit für Angehörigenberatungen bei den behandelnden Ärzten oft sehr knapp bemessen ist und das Informationsbedürfnis dadurch nicht ausreichend gestillt wird, gibt es in vielen Kliniken so genannte psychoedukative Angehörigengruppen (☞ Kap. 3). Solche Gruppen werden in der Regel von Psychologen oder Ärzten geleitet. Hier erhalten die Angehörigen wichtige Informationen über die Erkrankung, die Behandlungsmöglichkeiten und darüber, wie sie selbst den Patienten am besten unterstützen können. Als hilfreich wird auch der Erfahrungsaustausch der Teilnehmer untereinander erlebt. Gefühle wie Ärger, Angst oder Resignation, die sich im oft jahrelangen Umgang mit dem depressiv Erkrankten bei den Angehörigen aufgestaut haben, können in der Gruppe offen angesprochen werden und treffen hier auf Verständnis. Über den eigenen Unmut und die eigenen Ohnmachtsgefühle sprechen zu dürfen, ist eine entscheidende Voraussetzung dafür, dass sich das Familienklima wieder entspannen kann. Es bewirkt eine Veränderung in der inneren Einstellung der Angehörigen und in Folge auch im Umgang mit dem Erkrankten. Dadurch besteht die Chance, dass die Angehörigen die gesunden Anteile bei dem Patienten wieder besser wahrnehmen und ihm durch ihr Verhalten auch wieder besser die Botschaft *„Ich glaube an dich"* vermitteln können.

Was kann eine psychoedukative Angehörigengruppe bieten?
Informationen über:
- Symptome, Ursachen und Diagnosen
- medikamentöse Behandlung
- psychotherapeutische Behandlung und ergänzende Therapieverfahren
- Selbsthilfemöglichkeiten
- Hilfreicher Umgang mit dem Erkrankten.

Erfahrungsaustausch untereinander:
- Wie geht es anderen? (Relativiert die vermeintliche Einmaligkeit des eigenen Schicksals.)
- Über seine Gefühle sprechen und sie zulassen können

- Praktische Tipps für den Umgang mit dem Erkrankten
- Hilfen für Angehörige, wie sie selbst diese schwierigen Zeiten besser überstehen können
- Sich gegenseitig Hoffnung geben.

Immer wieder Hilfe geben, Verständnis und Interesse am anderen zeigen, loben und Mut machen

Patienten mit einer Depression hilft es, wenn jemand da ist, der ihnen einfach zuhört, zu ihnen hält und ihnen zu verstehen gibt: *„Du bist mir wichtig."* Damit leisten Angehörige einen wertvollen Beitrag, auch wenn die Erkrankten unmittelbar keine positive Reaktion auf ihr unterstützendes Verhalten zeigen – manchmal ernten die Angehörigen sogar Ablehnung oder wütende Zurückweisung. Wenn sie die Depression überwunden haben, betonen die Betroffenen immer wieder, wie wichtig ihnen der Zuspruch ihrer Angehörigen in der Zeit der Hoffnungslosigkeit war.

Den Alltag für den Patienten einfacher machen

Patienten mit Depressionen fallen alltägliche Aufgaben schwer. Manchmal fehlt ihnen die Energie, selbst so einfache Dinge wie Kochen, Einkaufen gehen, Telefonieren, Kontoauszüge sortieren, Kinder zum Kindergarten bringen etc. zu erledigen. Daher ist es hilfreich und oft sogar unumgänglich, dass Angehörige diese Aufgaben weitgehend übernehmen, damit z. B. der Haushalt weiter funktioniert. Sie sollten aber nicht alles automatisch selbst tun, sondern den Erkrankten – abhängig von seinem Zustand – immer wieder einbeziehen (z. B. *„Kannst du bitte die Tomaten schneiden?"*), bis er wieder vollkommen selbstständig solche Arbeiten erledigen kann.
Depressive Menschen haben aufgrund ihrer herabgesetzten Konzentrationsfähigkeit oft Probleme, Gesprächen zu folgen. Es ist daher wichtig, langsam, klar, einfühlsam und in ruhigem Ton direkt mit ihnen zu sprechen.
Ein anderes Symptom der Depression ist die Entscheidungsschwäche. Um sie zu umgehen, können Angehörige den Erkrankten alltägliche Entscheidung abnehmen oder vereinfachen (*„Magst du auch einen Tee?"* statt *„Was magst du trinken?"*).

Die Autonomie des Patienten wahren

„Man hilft den Menschen nicht, wenn man für sie tut, was sie selbst tun können", lautet ein geflügeltes Wort von Abraham Lincoln, und das sollten auch die Angehörigen von psychisch kranken Menschen beherzigen. Wenn Angehörige den Erkrankten **alle** Aufgaben abnehmen, vermitteln sie ihnen dadurch, dass sie selbst gar nichts mehr zu Wege bringen. Das verstärkt die negative Sichtweise und das geringe Selbstbewusstsein der Erkrankten.

Hilfe zur Selbsthilfe

Die Hilfe der Angehörigen sollte immer Hilfe zur Selbsthilfe sein. Das gilt genauso wie für die professionellen Helfer. In Krisensituationen ist das beherzte Einschreiten der Angehörigen natürlich notwendig und oft sogar lebensrettend (☞ Kap. 6). Doch sonst ist immer wieder darauf zu achten, dass dem Patienten nicht Tätigkeiten und Entscheidungen abgenommen werden, die er selbst treffen könnte.

Verständlicherweise wollen Angehörige, dass dem Patienten möglichst schnell geholfen wird. Dabei sollten sie jedoch das ihm eigene Tempo respektieren. Bedingt durch die Krankheit kann es bei dem Patienten etwas länger dauern, bis er sich z. B. nach einem geeigneten Psychotherapeuten erkundigt, einen Termin vereinbart, bei der Krankenkasse anruft etc.

Gefühle zulassen

Mit zunehmender Erschöpfung stellen sich auch bei sonst psychisch stabilen, hochmotivierten, liebevollen Angehörigen negative Gefühle ein. Es ist frustrierend, wenn der Erkrankte (insbesondere wenn es der Partner ist) die Bemühungen gar nicht registriert oder sogar ablehnt. Hinzu kommt, dass depressive Menschen meist nicht mehr in der Lage sind, kleine alltägliche Aufmerksamkeiten – einen liebevollen Blick, ein Streicheln, verständnisvolles Zuhören, ein ermunterndes Wort – zu zeigen, die zwischenmenschliche Beziehungen bereichern und zu deren Erhalt beitragen. Diese positiven Kleinigkeiten, die den Alltag verschönern, fehlen den Angehörigen.
Die Angehörigen geben ständig, ohne selbst etwas zu bekommen. Doch auf Dauer können sie ihre eigenen Bedürfnisse nicht ständig zurückstellen und negative Gefühle nicht ständig unter-

drücken. Für das psychische Befinden der Angehörigen ist es wichtig, dass sie Gefühle wie Trauer, Angst, Hilflosigkeit, Gereiztheit, Ärger, Wut, Verzweiflung bei sich zulassen können. Erst dann wird es möglich, solche Gefühle angemessen zu bewältigen, und das kommt wiederum auch dem Patienten zugute. Diese „Bewältigungsstrategien" könnten z. B. darin bestehen, zu akzeptieren, dass man Wut empfindet; nach Möglichkeiten zu suchen, wie man die Wut los wird, ohne sie am Erkrankten auszulassen; Joggen zu gehen, trommeln, in ein Kissen boxen, laute Musik hören, sich bei einem Freund aussprechen ...

Sich Zeit für sich selbst nehmen

Viele Angehörige meinen, sie seien egoistisch und nähmen dem Erkrankten etwas weg, wenn sie sich Zeit für sich selbst nehmen. Dabei ist es wichtig und notwendig, sich auch Zeit für eigene angenehme Aktivitäten zu nehmen; zum einen, um sich die eigene Lebensfreude zu erhalten und nicht selbst krank zu werden, und zum anderen, um Kräfte zu sammeln und dem Erkrankten weiterhin unterstützend zur Seite stehen zu können (s. u.).
Für viele Angehörige ist es beruhigend, wenn sich während ihrer Abwesenheit andere Menschen (aus der Familie, Fachleute, andere Betroffene) um den Erkrankten kümmern , besonders wenn eine Selbstmordgefährdung vorhanden ist.

Hilfe in Anspruch nehmen

Viele Menschen glauben, dass sie selbst mit allen Problemen fertig werden müssen. Sich helfen zu lassen, betrachten sie als Scheitern und versuchen es daher möglichst zu vermeiden. Wie schon erwähnt, ist aber die Entscheidung, in schwierigen Situationen Hilfe und Entlastung zu suchen, eher ein Zeichen von Kompetenz. Das gilt sowohl für den Patienten selbst als auch für die Angehörigen. In den schweren Zeiten, in denen sie dem depressiven Menschen unterstützend zur Seite stehen, sollten sich Angehörige unbedingt weitere Hilfe holen. Andere Familienmitglieder oder Freunde können z. B. helfen, den Erkrankten zu betreuen, damit der Angehörige, der die Hauptlast trägt, Gelegenheit zur Entspannung und Regeneration erhält. Angehörige von depressiv Erkrankten sind zum Teil so belastet, dass sie selbst professionelle Hilfe benötigen. Zur eigenen Stabilisierung kann es oft sinnvoll sein, dass sie sich psychotherapeutisch betreuen lassen (s. u.).

Wenn Angehörige wieder Kraft schöpfen können und es schaffen, ihre Lebensfreude zu bewahren, fällt es ihnen auch wieder leichter, dem depressiven Familienmitglied Hoffnung und Mut zu vermitteln.

Die Behandlung des Patienten unterstützen

Auf Medikamenteneinnahme achten

Die Einstellung der Angehörigen gegenüber der Medikamenteneinnahme kann auch die Einstellung der Patienten beeinflussen. Wenn die Angehörigen den Patienten dabei unterstützen (z. B. seine Zweifel ausräumen, bei unangenehmen Nebenwirkungen ein Gespräch mit dem Arzt anregen, bevor der Patient das Medikament vorschnell absetzt) leisten sie einen wesentlichen Beitrag zur Rückfallverhütung.

Mit Ärzten und Therapeuten zusammenarbeiten

Die meisten Patienten sind einverstanden, dass ihre nächsten Angehörigen in die Behandlung mit einbezogen werden. Vorteilhaft sind besonders Gespräche, bei denen sich der behandelnde Arzt oder Therapeut mit dem Patienten und dessen Angehörigen zusammensetzt (sog. trialogische Gespräche), um gemeinsam den Behandlungsplan zu besprechen. Wenn der Patient einverstanden ist, können die Angehörigen auch ohne sein Beisein mit dem Arzt oder Therapeuten über seine Behandlung sprechen. Dass die Angehörigen ihre Sicht in die Zusammenarbeit mit dem Behandlungsteam einbringen können, trägt dazu bei, eine optimale Behandlung zu erreichen, bei der die Bedürfnisse des Patienten am besten berücksichtigt werden. Angehörige können mit Einverständnis der Betroffenen auch in den Krisenplan (☞ Kap. 6) einbezogen werden, damit sie in Krisenzeiten rasch und mit gutem Gewissen Fachleute einschalten können.

Auf Anzeichen für Selbstmordpläne achten

In Krisenzeiten kann der Erkrankte so verzweifelt sein, dass er sich mit dem Gedanken herumschlägt, ob es nicht besser wäre, aus dem Leben zu scheiden. Die Angehörigen leben dann in der

ständigen Angst, er könnte dies wahr machen. Wie bereits beschrieben, kommt Angehörigen hierbei eine wichtige Funktion bei der Selbstmordverhütung zu.
„Selbstmord" gilt beinahe als Tabuwort und wird stärker tabuisiert als Sexualität. Man spricht höchstens davon, jemand könne „sich etwas antun". Bei den meisten Angehörigen von depressiv Erkrankten besteht Unsicherheit oder Angst, über Selbstmordgedanken zu sprechen. Oft befürchten sie, dass der Betroffene erst durch das Gespräch darüber auf „dumme Gedanken" gebracht wird, und/oder glauben, wenn das Wort nicht ausgesprochen würde, käme es auch nicht zum Selbstmord.

Selbstmord ist relativ häufig bei Menschen, die an Depressionen leiden (15 – 20% sterben durch Selbstmord, weil hierbei häufig die Schwere der Depression unterschätzt wurde). Die meisten Patienten mit Depressionen haben schon mindestens einmal daran gedacht, ihrem Leben ein Ende zu setzen. Schwere Depressionen gehen fast immer mit Selbstmordgedanken einher. Wer mit Menschen, die so stark unter der Depression leiden, über etwaige Selbstmordgedanken einfühlsam spricht, bringt sie in der Regel **nicht** erst auf den Gedanken, sondern spricht etwas an, mit dem sie sich ohnehin beschäftigen, das sie quält und belastet.

Bei manchen Menschen lässt sich schon aus ihrem Verhalten ablesen, dass sie sich mit Selbstmordgedanken tragen. Besonders gut können nahe stehende Personen wie die Angehörigen solche Warnzeichen erkennen und durch ihr Handeln verhindern, dass der Gedanke an Selbstmord in die Tat umgesetzt wird.

Warnzeichen bei Selbstmordgedanken

Achten Sie darauf, ob der Patient

- vermehrt über Hoffnungslosigkeit, Lebensüberdruss, Selbstmordgedanken oder -pläne spricht,
- ein riskantes, selbstzerstörerisches Verhalten zeigt,
- wichtige persönliche Gegenstände verschenkt,
- wichtige Angelegenheiten urplötzlich regelt,
- seinen Alkohol- oder Drogenkonsum steigert,
- sich von Familie, Freunden und gewohnten Aktivitäten zurückzieht,
- sein Verhalten plötzlich ändert,
- sich mit Personen, die Selbstmord begangen haben, identifiziert *(„Der hat es geschafft!", „Die ist ihre Sorgen los!");* auch Selbstmorddarstellungen in der Werbung, wie sie in letzter Zeit mehrmals vorgekommen sind, können ihn animieren.

Aber nicht alle, die an Selbstmord denken, sprechen darüber oder zeigen diese speziellen Warnzeichen. Menschen, die dem Patienten besonders nahe stehen, sollten daher den Schritt wagen, von sich aus dieses Thema anzuschneiden. Das sorgt oft dafür, dass sich die Betroffenen erleichtert fühlen. Selbstmordgedanken sollten niemals als „unsinnig und übertrieben" abgetan werden. Besonders wichtig bei solchen Gesprächen ist es, dass die Angehörigen klarstellen, dass sie zwar die Verzweiflung des Patienten verstehen, aber an ihn und an eine Besserung glauben und weiter zu ihm stehen werden.
Den Betroffenen sollte das Gefühl vermittelt werden, dass sie nicht allein sind, dass es Menschen gibt, denen sie wichtig sind und die sich um sie kümmern, und dass es professionelle Hilfe gibt, die zu jeder Tages- und Nachtzeit in Anspruch genommen werden kann. Dabei sollte immer wieder an das Naturgesetz erinnert werden, dass Depressionen prinzipiell wieder vorbeigehen.

Angehörige dürfen sich jedoch nicht die ganze Last der Selbstmord-Verhütung aufbürden. Die Rund-um-die-Uhr-Bewachung eines selbstmordgefährdeten Menschen können Angehörige langfristig nicht leisten. Wenn sich die Hoffnungslosigkeit und Verzweiflung trotz eines behutsamen und vertrauensvollen Gesprächs nicht beeinflussen lassen, sollten sie sich nicht scheuen, ihren gefährdeten Angehörigen rechtzeitig in psychiatrische Behandlung bzw. in die Klinik zu bringen.

Depressive Menschen mit konkreten Selbstmordplänen brauchen unverzüglich professionelle Hilfe. Durch Gespräche mit erfahrenen Therapeuten und geeignete Medikamente kann ihr augenblicklicher Leidensdruck entscheidend gelindert werden. Hinterher sind alle Patienten dankbar, dass man sie in dieser schweren Zeit nicht „sich selbst überlassen" hat.

Geduld, Hoffnung, Humor und Optimismus bewahren – es gibt Licht am Ende des Tunnels!

„Der Himmel hat den Menschen als Gegengewicht zu den vielen Mühseligkeiten des Lebens drei Dinge gegeben: die Hoffnung, den Schlaf und das Lachen." Immanuel Kant

Angehörige können als Co-Therapeuten wirken, indem sie wie die professionellen Helfer eine Haltung der „stellvertretenden

Hoffnung" einnehmen oder auch eine humorvolle Sicht der Dinge einbringen. Ihre stetigen „beruhigenden Versicherungen" sind immens wichtig für die Patienten, damit sie spüren, da ist jemand, der an sie glaubt und der ihnen – zumindest für einige Minuten – die Angst nimmt, dass dieser schreckliche Zustand nie mehr aufhört.

Was können die Angehörigen für sich tun?

Die Belastungen für die Angehörigen von Patienten mit Depressionen sind oft enorm. Manche Angehörige sind aufgrund ihrer persönlichen Stabilität und der Unterstützung, die sie aus ihrem unmittelbaren sozialen Umfeld erhalten, in der Lage, die Belastungen zu tragen, ohne selbst körperlich oder seelisch Schaden zu nehmen. In der Regel muss man jedoch davon ausgehen, dass über 40% der Angehörigen, die mit einem depressiven Menschen zusammenleben, aufgrund der Belastung selbst therapeutische Hilfe brauchen. Sie sind körperlich erschöpft, haben gesundheitliche Probleme, Schlafstörungen, sind unruhig und zeigen selbst erste Symptome einer Depression (z. B. Neigung zum Grübeln, sozialer Rückzug, ständiges Weinen).
Die Angehörigen – und insbesondere Partner von depressiven Menschen – leiden darunter, dass sie immer weniger positive Reaktionen von ihm erhalten. Dass Anstrengungen, die sie unternehmen, nicht oder nur in geringem Maße erfolgreich sind, führt zu einem Gefühl der Hilflosigkeit. Nicht selten glauben sie, an der Entstehung der Depression schuld oder für das Scheitern der bisherigen Bewältigungsversuche verantwortlich zu sein. Wenn dann noch Zeichen der Überforderung, wie Gereiztheit und Aggressivität dem Erkrankten gegenüber, hinzukommen, verstärken sich die Schuldgefühle noch. Aus Rücksicht auf den Erkrankten oder aus Angst davor, er könne sich in ihrer Abwesenheit „etwas antun", schränken viele Angehörige darüber hinaus ihre Außenaktivitäten ein und berauben sich dadurch ihrer Erholungsmöglichkeiten. Sie arbeiten sich allmählich auf, bis ihre psychischen und sozialen Reserven erschöpft sind und sie keine Kraft mehr haben, dem Erkrankten ständig Mut und Hoffnung zu machen. Dabei wäre das eine wichtige Unterstützungsmaßnahme für die Gesundung des Patienten.
Der Gaston-Comic (☞ Abb. 5.1) zeigt auf humorvolle Art das Bemühen des sozialen Umfelds, einem depressiven Menschen zu helfen (ihn aufzumuntern), die Reaktion des Erkrankten (negative Sicht) und die Konsequenzen (negative Sicht „steckt an").

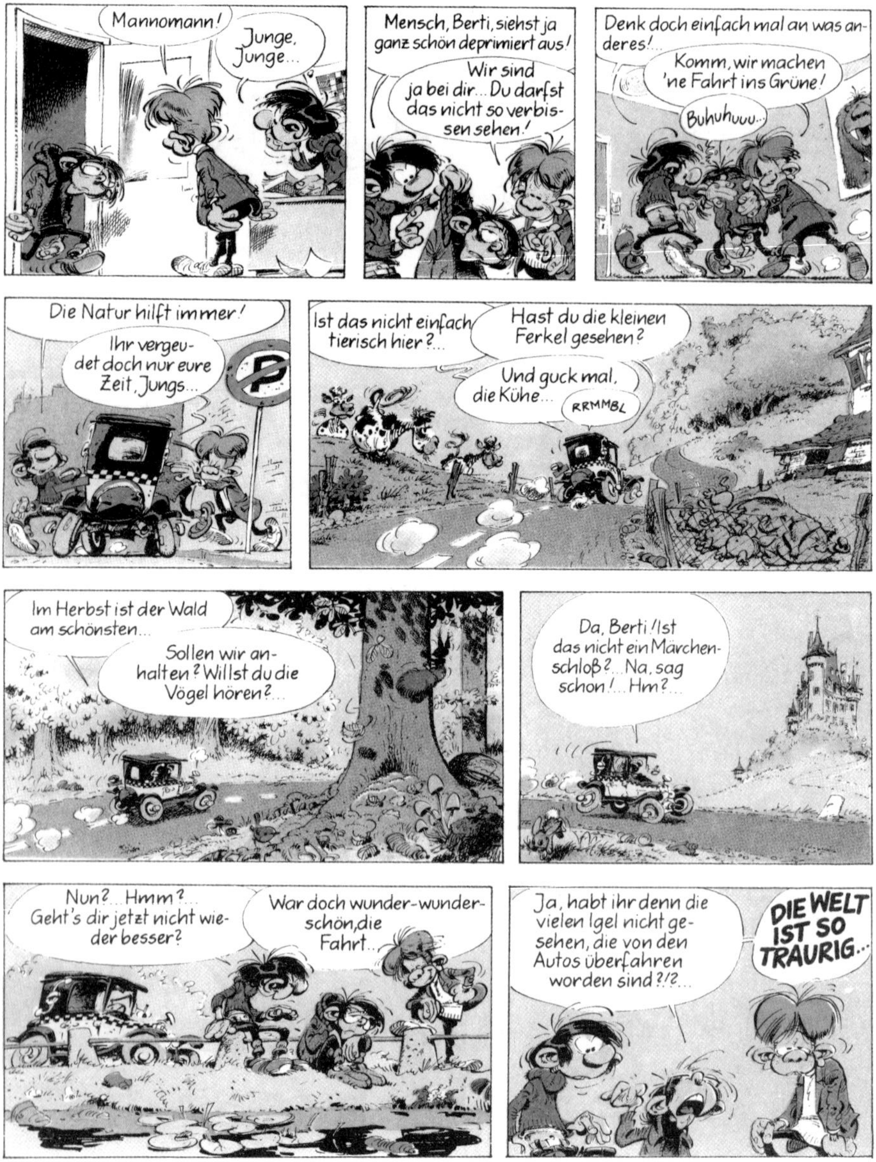
Mannomann!
Junge, Junge...
Mensch, Berti, siehst ja ganz schön deprimiert aus!
Wir sind ja bei dir... Du darfst das nicht so verbissen sehen!
Denk doch einfach mal an was anderes!...
Komm, wir machen 'ne Fahrt ins Grüne!
Buhuhuuu...
Die Natur hilft immer!
Ihr vergeudet doch nur eure Zeit, Jungs...
Ist das nicht einfach tierisch hier?...
Hast du die kleinen Ferkel gesehen?
Und guck mal, die Kühe...
RRMMBL
Im Herbst ist der Wald am schönsten...
Sollen wir anhalten? Willst du die Vögel hören?...
Da, Berti!Ist das nicht ein Märchenschloß?... Na, sag schon!... Hm?...
Nun?... Hmm?... Geht's dir jetzt nicht wieder besser?
War doch wunder-wunderschön, die Fahrt...
Ja, habt ihr denn die vielen Igel nicht gesehen, die von den Autos überfahren worden sind?!?...
DIE WELT IST SO TRAURIG...

Abb. 5.1: Gaston-Comic

Die Abbildung 5.2 verdeutlicht die Wechselwirkungen zwischen dem Verhalten des depressiven Menschen und seiner Familie. Am Ende steht eine völlig erschöpfte Familie, die selbst zusammenzubrechen droht.

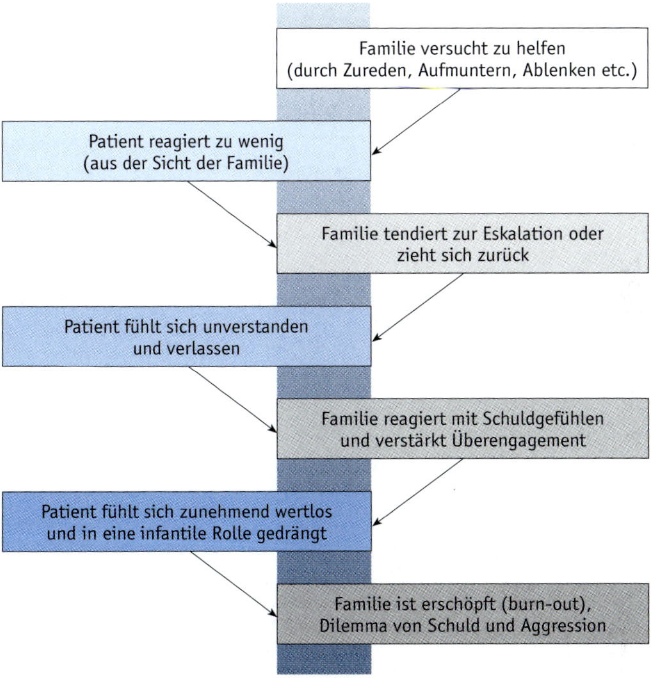

Interaktion zwischen einem depressiven Patienten und seiner Familie (nach Anderson et al. 1986) **Abb. 5.2**

Um einem derartigen „Ausgebranntsein“ (Burn-out) entgegenzuwirken, ist es ratsam, dass sich Angehörige aktiv mit der eigenen Situation auseinander setzen und sich gezielt um Informationen, Aussprache- und Entlastungsmöglichkeiten bemühen.
In den psychoedukativen Angehörigengruppen an der Klinik für Psychiatrie und Psychotherapie der technischen Universität München haben die Teilnehmer beispielhaft zusammengetragen, was sie „für sich selbst“ tun müssen, damit sie die belastende Situation besser überstehen.

Was Angehörigen eines depressiv Erkrankten besonders hilft

- Die Realität akzeptieren ohne zu resignieren (das Leben momentan so nehmen, wie es ist)
- Sich informieren (gibt Sicherheit!)
- Sich mit anderen Betroffenen austauschen, z.B. in einer Selbsthilfegruppe (☞ Kap. 7)
- Den Kummer rauslassen, weinen
- Hilfen von Freunden und Verwandten in Anspruch nehmen
- Kein „Opferlamm" sein, das sich selbst aufopfert, sondern für eigene positive Erlebnisse sorgen und sie auch genießen: sich Lachen und Spaß erlauben, kreative Tätigkeit ausüben, sich mit Pflanzen oder Tieren beschäftigen
- Kontakte zu Freunden aufrechterhalten
- Die Alltagsroutine aufrechterhalten
- Professionelle Hilfe in Anspruch nehmen (Angehörigenberatung; Teilnahme an einer psychoedukativen Angehörigengruppe; Psychotherapie)
- Entspannungstraining
- Meditieren, sich mit Religion/Philosophie befassen
- Regelmäßig Sport treiben (joggen, schwimmen, Rad fahren, ins Fitnessstudio gehen)
- „Stellvertretend" Hoffnung bewahren

Die Liste kann und soll nur eine Anregung darstellen. Auf jeden Fall sollten alle Angehörigen, wenn sie mit einem depressiven Menschen zusammenleben, darauf achten, dass sie für sich selbst Entspannungs- und Entlastungsmöglichkeiten in ihren Alltag einbauen. Besonders Frauen, die mit Arbeit, Haushalt, Kindern und Krankenhausbesuchen extrem belastet und auch zeitlich äußerst „verplant" sind, brauchen Unterstützung, damit sie sich etwas „Luft" verschaffen können (z. B. den Kindern Aufgaben im Haushalt übertragen; die Großmutter kommt als Babysitter einmal in der Woche abends; Freunde besuchen den Erkrankten regelmäßig im Krankenhaus).

Als Angehöriger haben Sie nicht nur das Recht, etwas für sich zu tun, sondern sogar die **Pflicht,** damit Sie nicht selbst unter der Last zusammenbrechen und Ihre stabilisierende Funktion für den Erkrankten erhalten bleibt.

6 Was ist im Krisenfall zu tun?

Was können Betroffene selbst tun?

Wenn eine depressive Stimmung anhält, wenn man sich immer mehr zurückzieht und die Belastungen so schwer wiegen, dass man mit den bisherigen Bewältigungsmöglichkeiten nicht mehr erfolgreich ist, sollte man nicht lange zögern und unverzüglich **professionelle Hilfe** in Anspruch nehmen. An wen man sich wendet, hängt von den aktuellen Beschwerden (Depression im Frühstadium oder akute Krise), den örtlichen Gegebenheiten (Großstadt oder ländliches Gebiet), den Vorerfahrungen (erste psychische Krise oder wiederholte Erkrankung) und eigenen Vorlieben (Medikamente oder Psychotherapie) ab.

Professionelle Hilfe

Im Frühstadium kann man sich zunächst an den **Hausarzt** oder direkt an einen **Psychiater** oder **Psychotherapeuten** wenden. Dann helfen stützende Gespräche, geeignete Medikamente (Antidepressiva oder Beruhigungsmittel) oder eine Krankschreibung oft noch, neue Kräfte zu mobilisieren und die Weiterentwicklung zu einer schweren depressiven Erkrankung zu verhindern.

Wenn sich die Situation schon zu einer depressiven Krise zugespitzt hat, d.h. wenn man extrem unruhig und ängstlich ist oder sich mit Selbstmordgedanken trägt, ist es besser, sofort eine **psychiatrische Klinik** oder ein psychiatrisches Krisenzentrum aufzusuchen. Dort kann kompetent entschieden werden, ob der Betroffene vorübergehend in einer psychiatrischen Klink aufgenommen werden sollte, um ihm dort Schutz und optimale Unterstützung geben zu können.

Wer schon ein- oder mehrmals eine Depression durchgemacht hat, kann seine Erfahrung nutzen und bei den ersten Anzeichen einer erneuten depressiven Phase vorbeugend tätig werden. Dabei hat es sich bewährt, einen **Krisenplan** aufzustellen. Ein Krisenplan ist als Hilfe für die Betroffenen gedacht, damit sie Veränderungen im Denken, Fühlen und Handeln frühzeitig als Warnzeichen einer depressiven Erkrankung erkennen und schnell wirkungsvolle Gegenmaßnahmen einleiten können bzw. bei Bedarf rasch professionelle Hilfe erhalten.

Manche Patienten besprechen nach einer erfolgreich überstandenen depressiven Phase eine Kassette, auf der sie die wichtigs-

ten Schritte, die sie aus der Depression herausgeführt haben, und die wiedererlangte positive Sicht ihrer Person und der Situation ausführlich darlegen *(„... ich bin froh, dass ich durchgehalten habe, denn das Leben macht wieder Freude ...“).*
Bei zukünftigen depressiven Verstimmungen kann die Kassette abgespielt werden. Die eigenen Worte können dann als Anleitung und Hoffnungsspender dienen.

Persönlicher Krisenplan

Dabei können folgende Fragen hilfreich sein:

- Welche Veränderungen im Denken *(„Ich habe alles falsch gemacht“)*, Fühlen *(„Ein unsagbar schwerer Druck auf der Brust“)* oder Handeln *(„Ich bringe nichts fertig, schiebe den Stapel nur von einer Seite zur anderen.“)* habe ich vor der/den letzten depressiven Erkrankung(en) an mir bemerkt?
- Welche Aktivitäten wirken sich positiv auf meine Stimmung aus? Was hat mir früher geholfen, aus der Depression herauszukommen?
- Welche Gedanken machen mir Mut und geben mir Zuversicht?
- Mit welchen Medikamenten habe ich bei Depressionen gute Erfahrungen gemacht?
- Welche Menschen tun mir gut und können mich in Krisenzeiten unterstützen?
- Welcher Arzt/Therapeut hilft mir bei Krisen?
- Welche Telefonnummer hat der ärztliche Notdienst?
- Mit welcher Klinik habe ich gute Erfahrungen gemacht? Wo möchte ich im Notfall aufgenommen werden?

Die entsprechenden Antworten können schriftlich im Krisenplan (☞ Tabelle 6.1) festgehalten werden. Das gibt vielen Betroffenen mehr Sicherheit, so dass sie etwas selbstbewusster und weniger ängstlich in die Zukunft blicken. Zum Ausfüllen des Krisenplans können auch Angehörige oder ein Arzt/Therapeut des Vertrauens hinzugezogen werden. Wie ein „Netz mit doppeltem Boden“ verstärkt ein solcher Krisenplan die Zuversicht, dass eine erneute Krise zu keinem tiefen Absturz führen muss, sondern schnell und kompetent gemeistert werden kann.

Was können Angehörige und Freunde tun?

Wenn Aufmunterung und liebevolle Unterstützung nicht helfen und der Betroffene länger mit einer depressiven Stimmung zu kämpfen hat, ist professionelle Hilfe notwendig. Angehörige und gute Freunde sollten sich daher nicht scheuen, dem Betroffenen

Tabelle 6.1

Mein Krisenplan

Meine **Frühwarnzeichen** für eine nahende Depression sind:

____

____

Folgende **Aktivitäten** will ich dagegen setzen:

____

____

Folgende **Gedanken** will ich mir vergegenwärtigen:

____

____

Folgendes **Medikament** kann mir zusätzlich helfen:

____
Name des Medikaments, Dosis (mit dem behandelnden Arzt abgesprochen)

Folgende **Angehörige/Verwandte/Freunde** will ich informieren:

____
Name, Adresse, Telefon

____
Name, Adresse, Telefon

Von folgenden **Professionellen** will ich Hilfe in Anspruch nehmen:

____
Name, Adresse, Telefon (des behandelnden Arztes bzw. Therapeuten)

____
Name, Adresse, Telefon (des behandelnden Arztes bzw. Therapeuten)

Folgenden örtlichen ärztlichen **Notdienst** kann ich anrufen:

____
Telefon

Eine stationäre Aufnahme soll – wenn nötig – in folgender **Klinik** erfolgen:

____
Name, Adresse, Telefon (der Klinik bzw. des Aufnahmearztes)

zu empfehlen, sich behandeln zu lassen. Denn es gibt wirksame Behandlungsmöglichkeiten bei Depressionen, und wenn die Behandlung rechtzeitig beginnt, kann das Leiden deutlich abgekürzt und der Krankheitsverlauf positiv beeinflusst werden.

Für Betroffene, die aufgrund ihrer Depression energielos, entscheidungsschwach und hoffnungslos sind, kann es hilfreich sein, wenn die Angehörigen die Initiative ergreifen und einen **Arzttermin vereinbaren.** Viele – besonders akut Erkrankte – möchten lieber von einem vertrauten Menschen zum Arzt oder in die Klinik begleitet werden, der auch beim Gespräch dabei sein sollte. Gerade wenn es dem Betroffenen schwer fällt, seine Symptome zu schildern oder überhaupt zu sprechen, können die Hinweise von Angehörigen wichtig für den Arzt bzw. entscheidend für die weitere Behandlung sein (z. B. stationäre Aufnahme, wenn Angehörige Selbstmordgedanken des Patienten erwähnt haben).

Im Nachhinein sind die Betroffenen ihren Angehörigen meist sehr dankbar, dass sie beherzt eingegriffen und ihnen die nötige professionelle Hilfe vermittelt haben.

Nach einer oder mehreren depressiven Phasen können die Angehörigen auch in Zukunft als Co-Therapeuten für den Betroffenen tätig werden, indem sie ihn zur Vorbeugung gegen weitere Krisen beim Aufstellen seines Krisenplans unterstützen.

Wie sich Angehörige oder gute Freunde am Krisenplan beteiligen können

Warnzeichen sammeln

Helfen Sie mit, Verhaltensänderungen, die Ihnen im Vorfeld der depressiven Erkrankung aufgefallen sind, zusammenzutragen und als Warnzeichen im Krisenplan festzuhalten.

Gemeinsame angenehme Aktivitäten notieren

Helfen Sie Aktivitäten zu finden, die der Betroffene bewusst einsetzen kann, um das Fortschreiten der Depression zu verhindern. Bei gemeinsamen Aktivitäten besteht eine größere Chance, dass sie im Krisenfall auch umgesetzt werden. Das können gemeinsame Spaziergänge sein, zu denen Sie die Betroffenen in Krisenzeiten verstärkt motivieren können, gemeinsame Hobbies (z.B. Kartenspielen, Musizieren, Kochen usw.) oder regelmäßige Telefonate, die dem Betroffenen seelische Unterstützung und Hoffnung geben können.

Hilfreiche Gedanken sammeln

Sie können dabei behilflich sein, Gedanken und Leitsprüche zu sammeln, die die negative Sicht, die in einer depressiven Phase vorherrscht, in Frage zu stellen. Wenn Sie bemerken, dass die negativen Gedanken bei dem Betroffenen wieder zunehmen, können Sie ihn an diese Gedanken und Leitsprüche erinnern und beruhigend zusprechen, damit er nicht weiter in den Sog der Depressionsspirale gerät.

Verhalten bei Notfällen planen

Es kann von großem Vorteil sein, in gesunden Zeiten mit dem Betroffenen eine Vereinbarung darüber abzuschließen, was man als Angehöriger

tun darf, wenn ein Rückfall auftritt und der Erkrankte nicht mehr in der Lage ist, sich aktiv um Hilfe zu bemühen, oder nicht einsieht, dass er Hilfe braucht. Das hilft allen Beteiligten, in einer kritischen Situation die Ruhe zu bewahren.
Wenn Angehörige vom Patienten die „Erlaubnis" haben, im Notfall (z.B. bei hartnäckigen Selbstmordgedanken; wenn er seine Zeit nur noch im Bett verbringt; wenn seine Ängste so groß sind, dass er nicht mehr allein zu Hause bleiben kann) einen Arzt verständigen bzw. ihn in eine psychiatrische Klinik bringen zu dürfen, können sie rascher und beherzter eingreifen. Außerdem kann ihnen diese Vereinbarung Bedenken und Schuldgefühle nehmen, sie würden einen geliebten Angehörigen bevormunden oder „in die Psychiatrie abschieben".
Für den Fall, dass der Betroffene zur Behandlung in die Klinik kommt, sollten auch praktische Regelungen getroffen werden: Wie wird sichergestellt, dass die Kinder betreut, Haustiere gefüttert und Pflanzen versorgt werden? Wer kümmert sich um das Haus bzw. die Wohnung, dass fällige Rechnungen bezahlt werden, die Wäsche gewaschen wird?

Wichtige Telefonnummern und Adressen notieren
Für den Notfall sollten wichtige Telefonnummern (behandelnder Arzt, Psychotherapeut, zuständiges psychiatrisches Krisenzentrum, ärztlicher Notdienst, gewünschte Klinik) notiert werden.
Wenn der Betroffene einverstanden ist, kann auch eine Kopie des gesamten Krisenplans an Angehörige ausgehändigt werden.

Auch wenn eine Klinikeinweisung vielleicht nicht notwendig wird, kann es beruhigend sein, wenn für den Notfall wichtige Dinge im Voraus geregelt sind.
Wie bei anderen Krankheiten auch, kann es sein, dass eine Depression nicht so verläuft, wie man es sich wünscht. Manche Menschen lernen sehr gut, mit depressiven Symptomen umzugehen, und können ihr Leben gut meistern. Andere bekommen erneut Rückfälle und müssen wieder in die Klinik. Das ist im Augenblick immer enttäuschend, sowohl für die Betroffenen selbst als auch für ihre Angehörigen.
Angehörige sollten sich in diesem Fall keine Vorwürfe machen, denn es ist nicht ihre Schuld. Manchmal hilft es, sich bewusst zu machen, dass man in der jeweiligen Situation sein Bestes gegeben hat, auch wenn sich die Dinge anders als gewünscht entwickelt haben.
Betroffene und Angehörige sollten immer versuchen, aus ihren Erfahrungen zu lernen und mit Mut und Zuversicht einen Neuanfang zu wagen.

7 Welche Unterstützung bieten Selbsthilfegruppen?

Selbsthilfegruppen sind Zusammenschlüsse von Menschen, die sich regelmäßig treffen, um ihre spezielle Situation (z. B. leben mit einer depressiven oder einer manisch-depressiven Erkrankung) durch gemeinsame Gespräche und Aktivitäten zu verbessern. Man kann dort selbst Unterstützung finden und kann vielleicht anderen helfen, denen es nicht so gut geht. Die Kontakte zu den anderen Teilnehmern der Selbsthilfegruppe gibt den Betroffenen Halt und Sicherheit. Dies ist besonders wichtig für Menschen, die sonst wenig Angehörige oder Freunde haben. Aber auch Betroffene mit einem großen Freundeskreis schätzen häufig den Austausch mit Gleichbetroffenen. Hier müssen sie nicht in ihrer sozialen Rolle als Mutter, Vater, Partner, Kind oder Kollege funktionieren. Sie werden so angenommen, wie sie sind und sich gegenwärtig fühlen. Viele finden dort neue Freunde, die ihnen auch in Krisenzeiten hilfreich zur Seite stehen. Es werden aber nicht nur krankheitsbedingte Probleme erörtert und gemeinsam zu lösen versucht, sondern auch vielfältige Aktivitäten unternommen, die Spaß machen und die Lebensfreude steigern. Somit kann eine Selbsthilfegruppe eine wichtige Funktion für die langfristige Gesundung übernehmen.
Anders als bei einer Gruppentherapie werden die Gruppen der Selbsthilfeorganisationen nicht von professionellen Therapeuten geleitet, sondern von meist ehrenamtlich tätigen Betroffenen bzw. Angehörigen.

Wie finde ich eine Selbsthilfegruppe?

In den meisten Städten gibt es Selbsthilfegruppen für Menschen, die immer wieder unter Depressionen leiden. Auskünfte über **regionale Selbsthilfegruppen** können meist die Gemeinde (Gesundheitsamt oder Sozialreferat), die Krankenkassen oder die ortsansässigen freien Wohlfahrtsverbände (Arbeiterwohlfahrt, Arbeiter-Samariter-Bund, Caritas, Diakonisches Werk, Paritätischer Wohlfahrtsverband, Rotes Kreuz) erteilen. In manchen Städten gibt es auch eigene **Selbsthilfezentren,** die die Selbsthilfeaktivitäten in den verschiedensten gesundheitlichen

und sozialen Bereichen bündeln und die Vermittlung in eine passende Selbsthilfegruppe übernehmen. In München z. B. gibt es ein Selbsthilfezentrum, das durch das Sozialreferat der Stadt und die AOK Bayern – Direktion München – gefördert wird und die Arbeit vieler Selbsthilfeinitiativen, darunter auch mehrere Gruppen für depressive oder manisch-depressive Menschen bzw. deren Angehörige, in München und Umland, koordiniert.
Neben den lokalen Kontaktstellen bieten auch die NAKOS (Nationale Kontakt- und Informationsstelle zur Anregung und Unterstützung von Selbsthilfegruppen der Deutschen Arbeitsgemeinschaft Selbsthilfegruppen e. V.) und der Bundesverband Psychiatrie-Erfahrener e. V. Informationen über Selbsthilfegruppen sowie Kontaktadressen der verschiedenen Selbsthilfeorganisationen an. Die Selbsthilfeorganisationen sind auf Bundesebene, Landesebene oder regional tätig.
Der Bundesverband Psychiatrie-Erfahrener e. V. unterstützt den Aufbau und die Vermittlung von regionalen Selbsthilfegruppen, organisiert öffentlichkeitswirksame Aktionen und versucht auf psychiatriepolitische Entscheidungen Einfluss zu nehmen.

Selbsthilfeorganisationen

- Nationale Kontakt- und Informationsstelle zur Anregung und Unterstützung von Selbsthilfegruppen der Deutschen Arbeitsgemeinschaft Selbsthilfegruppen e.V. (NAKOS)
- Bundesverband Psychiatrie-Erfahrener e.V.
- Familien Selbsthilfe Psychiatrie, Bundesverband der Angehörigen psychisch Kranker e.V. (Bapk)
- Landesverbände der Angehörigen psychisch Kranker
- Örtliche Selbsthilfe-Gruppen

Welche Selbsthilfegruppen gibt es für Angehörige?

Es gibt nicht nur Selbsthilfegruppen für Betroffene sondern auch Selbsthilfegruppen für Angehörige psychisch Kranker. Die regionalen Angehörigengruppen sind meist in Landesverbänden organisiert, die wiederum im Bundesverband der Angehörigen psychisch Kranker e. V. (Bapk) – Familien-Selbsthilfe Psychiatrie – zusammengeschlossen sind. Wer erfahren möchte, ob bei ihm wohnortnah eine Angehörigengruppe existiert, kann sich an den zuständigen Landesverband wenden (☞ Kap. 8), der Interessenten in eine schon bestehende Gruppe vermittelt oder beim Aufbau einer neuen Angehörigengruppe Hilfe leistet. In diesen Selbsthilfegruppen finden sich erfahrungsgemäß mehrheitlich Angehörige von Patienten mit schizophrenen Psychosen (etwa 75%), meist Mütter der Erkrankten. In manchen Orten haben sich jedoch auch eigene Gruppen für Angehörige von depressiv oder manisch-depressiv Erkrankten zusammengefunden, um Unterstützung in ihrer speziellen Situation (zumeist Partner eines Erkrankten) zu finden.

Die Angehörigenverbände übernehmen neben den Beratungsaufgaben auch die wichtige gesellschaftliche Lobbyarbeit zur Verbesserung der Situation von psychisch Kranken und deren Familien. Da immer mehr gesundheitspolitische Angelegenheiten in die Zuständigkeit der europäischen Union übergehen werden, haben sich 1999 die Angehörigen-Verbände der europäischen Länder zu der EUFAMI (European Federation of Associations of Families of Mental Ill People) zusammengeschlossen. Die Vertreter des Bundesverbandes arbeiten auch im Weltverband der Angehörigen WFSAD (World Fellowship for Schizophrenia and Allied Disorders) mit.

Tätigkeitsbereiche der Selbsthilfeorganisationen

- Beratung (persönliche Beratung, Telefonberatung, Krisentelefon, Beratung per e-mail, Beratung im Internet)
- Wissensvermittlung (Broschüren, Bücher, Internetseiten, Vorträge, Tagungen)
- Erfahrungsaustausch (Stammtische, langfristige Gruppen)
- Freizeitangebote (z.B. Teestube, Wochenendausflüge, Theatergruppen etc.)
- Ambulante Hilfen in Eigenregie (z.B. Wohnangebote, Krisenhilfen, Arbeitsangebote)
- Zusammenarbeit mit den Experten in der Psychiatrie (Mitarbeit in psychosozialen Arbeitsgemeinschaften, sozialpsychiatrischen Gremien etc.)
- Öffentlichkeitswirksame Aktionen (zur Sensibilisierung der Bevölkerung für die Belange psychisch Kranker)
- Medienpolitische Pressearbeit (Pressebeiträge, Rundfunk-Interviews, TV-Sendungen)
- Gesundheitspolitische Interessensvertretung (in örtlichen, nationalen und internationalen Gremien)

Neben der individuellen Hilfe leisten die Selbsthilfeorganisationen der Betroffenen und der Angehörigen eine wertvolle Arbeit zur weiteren Verbesserung der Behandlung und der Situation psychisch Kranker in der Gesellschaft.

Die Adressen, Telefonnummern und Internetadressen der Selbsthilfeorganisationen sind im Kapitel 9 zu finden.

8 Welche professionelle Hilfen gibt es?

Berufsgruppen, die therapeutisch tätig sind

Folgende Berufsgruppen sind in der Regel in psychiatrischen und psychotherapeutischen Einrichtungen vertreten:

- Psychiatrische Pflegekräfte
- Psychiater
- Psychologen
- Psychotherapeuten
- Sozialpädagogen
- Ergotherapeuten
- Physiotherapeuten
- Kunst-/Musiktherapeuten

Die beteiligten Berufsgruppen leisten alle ihren Beitrag, dass die Patienten sich von einer depressiven Krankheitsphase erholen, ihre früheren Fähigkeiten wiedergewinnen, ihre Lebensqualität und ihr allgemeines Befinden verbessern können. Durch ihre unterschiedlichen Blickwinkel ergänzen sie sich gegenseitig und tragen zu einer optimalen ganzheitlichen Behandlung des Patienten bei.
Für Laien ist es häufig nicht so einfach, die Berufsgruppen und ihre Tätigkeitsfelder zu unterscheiden. Im Folgenden sollen daher die Berufsbezeichnungen erklärt, Ausbildungsgänge und die therapeutischen Aufgabenbereiche beschrieben werden.

Psychiatrische Pflegekräfte

Diese haben eine Ausbildung als Krankenschwester bzw. Pfleger mit psychiatrischer Zusatzausbildung. In Kliniken sind sie für die tägliche Betreuung der Patienten (individuelle Gespräche, Unterstützung bei alltäglichen Aufgaben, Medikamentenausgabe, Freizeitangebote etc.) auf einer Station zuständig. Aus ihrer täglichen Begegnung mit den Patienten und auch den Angehörigen wissen sie oft am besten über deren Unsicherheiten, Ängste und Verletztheiten Bescheid.

Psychiater

Ein **Psychiater** hat Medizin studiert und ist Facharzt für seelische Erkrankungen oder Störungen. Er hat spezielle Kenntnisse über Entstehung und Verlaufsformen von Krankheiten des Geis-

tes und der Seele erworben und gelernt und weiß, wie diese Krankheiten zu erkennen und zu behandeln sind. Dabei spielen Medikamente, die so genannten Psychopharmaka eine wichtige Rolle. Mit einer psychotherapeutischen Zusatzausbildung, die seit kurzem in der Weiterbildungsordnung für Psychiater enthalten ist (Facharzt für Psychiatrie **und** Psychotherapie), kann er als ärztlicher Psychotherapeut Psychotherapie nach einer anerkannten Methode ausüben. Er ist in psychiatrischen Kliniken tätig oder ambulant in eigener Praxis.
Die psychiatrischen Kliniken hießen früher meist Nervenkliniken und die auf die Behandlung psychischer Erkrankungen spezialisierten Ärzte **„Nervenärzte"**. Nervenärzte haben eine fachärztliche Ausbildung sowohl in Psychiatrie als auch in Neurologie (Lehre von den Nervenkrankheiten) absolviert.

Psychologen

Psychologen haben an einer Universität Psychologie (Wissenschaft über das menschliche Erleben und Verhalten) studiert und dieses Studium mit dem Diplom abgeschlossen (Diplom-Psychologen). Klinische Psychologen haben sich während des Studiums auf die Diagnostik und Behandlung von psychischen Erkrankungen spezialisiert. Sie dürfen (zumindest in Deutschland) keine Medikamente verschreiben. Sie unterstützen den Patienten mit psychologischen Mitteln bei der Auseinandersetzung mit der Erkrankung und der langfristigen Bewältigung. Psychologen mit klinischem Schwerpunkt arbeiten in Kliniken, in psychosozialen Beratungsstellen und Einrichtungen und, falls sie eine Psychotherapieausbildung haben, auch selbstständig in eigener Praxis.

Psychotherapeuten

Wenn der Patient nach Abklingen der akuten Krankheitsphase längerfristig eine spezifische Psychotherapie in Anspruch nehmen möchte, sollte er genau auf die Qualifikation des jeweiligen Psychotherapeuten achten, da es sehr viele psychotherapeutische Verfahren und Therapeuten gibt, die nicht alle wissenschaftlich anerkannt und daher zu empfehlen sind. Ein qualifizierter Psychotherapeut, der psychotherapeutische Methoden anwendet, sollte ein Hochschulstudium der Medizin (Facharzt für Psychiatrie und Psychotherapie oder Facharzt für Psychotherapeutische Medizin) oder der Psychologie (psychologischer Psychotherapeut) vorweisen können und eine psychotherapeutische Zusatzausbildung/Weiterbildung (in Verhaltenstherapie, tiefenpsychologisch fundierter Psychotherapie und/oder psychoanalytischer Psychotherapie) abgeschlossen haben.

Psychoanalytiker sind Psychotherapeuten (Ärzte oder Psychologen), die eine mehrjährige Ausbildung an einem anerkannten Ausbildungsinstitut für tiefenpsychologisch orientierte Psychotherapie und Psychoanalyse absolviert haben. Psychoanalytiker üben Psychotherapie meist in einer Praxis aus.
Psychotherapeuten arbeiten in psychiatrischen oder psychosomatischen Kliniken, in Ambulanzen, oder selbstständig in eigenen Praxen.

Sozialpädagogen

Sozialpädagogen haben an einer Fachhochschule Sozialpädagogik studiert und sind darauf spezialisiert, Menschen bei ihrer sozialen Integration zu unterstützen. Bei psychischer Erkrankung bedeutet dies, Beratungsgespräche mit den Betroffenen und deren Angehörigen zu führen und entsprechende Rehabilitationsmaßnahmen zu vermitteln. Sie unterstützen die Patienten bei Behördenangelegenheiten oder verhandeln mit Arbeitgebern, Vermietern, Krankenkassen etc. Sozialpädagogen arbeiten in psychiatrischen und psychosomatischen Kliniken und in den verschiedensten ambulanten psychosozialen Einrichtungen (Krisenzentren, sozialpsychiatrische Dienste, Institutsambulanzen der Kliniken, psychosoziale Beratungsstellen, Betreuung von therapeutischen Wohngemeinschaften, etc.).

Ergotherapeuten

Ergotherapeuten haben in der Regel eine Ausbildung an einer Fachschule absolviert. In psychiatrischen Einrichtungen (Kliniken, Tagesstätten, Übergangseinrichtungen, Rehabilitationszentren etc.) leiten sie die Patienten vor allem zu handwerklichen und künstlerischen Tätigkeiten an (☞ Kap. 3, Kunst-, Musik- und Ergotherapie). Manche sind auch in eigener Praxis tätig.

Physiotherapeuten

Physiotherapeuten oder Krankengymnasten haben ebenfalls eine Ausbildung an einer Fachschule absolviert. In psychiatrischen oder psychosomatischen Kliniken motivieren sie und leiten die Patienten zu sportlicher Betätigung an (Morgengymnastik, Joggen etc.) und führen bei Bedarf krankengymnastische Übungen durch. Bei entsprechender Ausbildung bieten sie auch Entspannungstraining in Einzeltherapie oder kleinen Gruppen an.

Kunst-/Musiktherapeuten

Kunst- und Musiktherapeuten kommen ursprünglich aus verschiedenen Berufen (Künstler, Musiker, Psychologen, Sonderpädagogen etc.) und haben eine Zusatzqualifikation an einer privaten Ausbildungsstätte oder in einem Zusatzstudiengang an einer Hochschule erworben. Sie sind an psychiatrischen und psychosomatischen Kliniken tätig und versuchen dort durch Malen bzw. durch Musik die Gesundung und Entwicklung des Patienten zu fördern und zur Überwindung seiner Probleme beizutragen (☞ Kap. 3, Kunst-, Musik- und Ergotherapie).

Wie kommt man zu einer Psychotherapie?

Wenn man sich entschieden hat, psychotherapeutische Hilfe in Anspruch zu nehmen, stellt sich die Frage, wie man den passenden Therapeuten oder die passende Therapeutin findet.
Im Branchenbuch (Gelbe Seiten) unter den Stichwörtern „Psychotherapie“, „Psychologische Psychotherapeuten“, „Ärzte: Psychiatrie und Psychotherapie“, „Ärzte: Psychotherapeutische Medizin“ oder „Ärzte: Psychotherapie“ sind Adressen und Telefonnummern von Psychotherapeuten aufgelistet. Besser ist jedoch, wenn man sich Psychotherapeuten von Experten empfehlen lässt.
Bei der **Suche nach einem geeigneten Psychotherapeuten** vor Ort können helfen:

- Die behandelnden Ärzte und Psychologen in den Kliniken
- Wer in einer psychiatrischen Klinik behandelt wird, kann schon während des stationären Aufenthalts das Behandlungsteam um Vermittlung einer Psychotherapie bitten und zu dem empfohlenen Psychotherapeuten rechtzeitig Kontakt aufnehmen, damit die psychotherapeutische Behandlung möglichst bald nach Entlassung aus der Klinik beginnen kann.
- Der Hausarzt oder niedergelassene Psychiater

Falls man schon beim Hausarzt oder bei einem Psychiater wegen der Depression in ambulanter Behandlung ist, kann man sich Psychotherapeuten vor Ort empfehlen lassen und ggf. um eine Überweisung bitten.

- Die psychosozialen Beratungsstellen, sozialpsychiatrischen Dienste und Krisenzentren
- Die Mitarbeiter dieser ambulanten Einrichtungen bieten psychologische Beratungsgespräche oder Kriseninterventionen an, können aber selbst keine längerfristige Psychotherapie im eigentlichen Sinne durchführen. Sie sind jedoch meist gut über Psychotherapeuten vor Ort informiert und können Adressen und Telefonnummern weitergeben oder sogar direkt den Kontakt herstellen.
- Die Krankenkassen

Die Krankenkassen geben allgemein Auskunft über zugelassene Psychotherapeuten. Sie verfügen über Adresslisten der Vertragstherapeuten.

- Der Psychotherapie-Informationsdienst (PID) des Berufsverbands Deutscher Psychologinnen und Psychologen e. V.
- Per Telefon, Fax oder E-mail kann man sich an den Informationsdienst wenden und sich geeignete Psychotherapeuten (z. B. Verhaltenstherapeutin, Schwerpunkt Depressionsbehandlung, am Wohnort) nennen lassen.
- Zentrale Telefonnummer: (02 28) 74 66 99
- Montag, Dienstag, Donnerstag, Freitag: 9.00 – 12.00 Uhr
- Montag und Donnerstag: 13.00 – 16.00 Uhr
- Internetseite: http./www.psychotherapiesuche.de
- Die Kassenärztliche Vereinigung
- Zur Vermittlung eines ärztlichen Psychotherapeuten kann man sich an die Kassenärztliche Vereinigung des jeweiligen Bundeslandes wenden (z. B. in Bayern: Koordinationsstelle der Kassenärztlichen Vereinigung Bayerns, Tel. (0 89) 5 70 93-1 35, Mo. – Fr. 9.00 – 15.30 Uhr).

Wer sich noch nicht so sicher ist, ob er eine Psychotherapie wagen soll, kann sich in einem eigens dafür geschriebenen Ratgeberbuch informieren und sich mit seinen Vorbehalten und Ängsten auseinandersetzen (Rosemarie Piontek: Wegbegleiter Psychotherapie. Psychiatrie-Verlag, Bonn, 2002, 216 Seiten). Im Buch werden die einzelnen anerkannten Psychotherapieformen beschrieben und auch auf unseriöse Verfahren hingewiesen. Um die Wahl eines geeigneten Therapeuten zu erleichtern, werden Kennzeichen eines guten Therapeuten, dem man vertrauen kann, dargestellt. Der Leser, der sich schon für eine psychotherapeutische Behandlung entschieden hat, findet darüber hinaus Informationen über die einzelnen Schritte der Antragstellung.
Damit eine Psychotherapie beginnen kann, muss der Therapeut nach einem oder mehreren Vorgesprächen mit dem Patienten einen **Antrag stellen,** der einen Bericht (Gegenwärtige Situation und Problemlage, ggf. Krankheitsvorgeschichte) und einen Behandlungsplan (Vereinbarte Behandlungsziele, eingesetzte Methoden, geplante Sitzungszahl, Sitzungshäufigkeit etc.) enthält. Dieser Antrag wird von einem unabhängigen Gutachter geprüft und bei positiver Begutachtung genehmigt. Gesetzliche Krankenkassen übernehmen die Kosten einer genehmigten Psychotherapie in voller Höhe.
Untersuchungen haben gezeigt, dass Psychotherapie dann besonders erfolgreich ist, wenn die **Therapeut-Patient-Beziehung** von beiden Seiten als „gut“ eingeschätzt wird. Es kommt also

ganz entscheidend darauf an, ob der Patient „mit dem Therapeuten kann“ und umgekehrt. Nur wer sich akzeptiert und gut aufgehoben fühlt, wird Vertrauen fassen und die Dinge ansprechen, die ihn tatsächlich bewegen bzw. persönliche Probleme, Ängste und Erfahrungen preisgeben. Und dies ist eine Voraussetzung für eine persönliche Weiterentwicklung durch Psychotherapie. Um herauszufinden, ob das gewählte psychotherapeutische Verfahren den eigenen Vorstellungen und Wünschen entspricht und die zwischenmenschliche „Chemie“ stimmt, besteht die Möglichkeit, in bis zu 5 Probestunden (probatorische Sitzungen) das Verfahren kennen zu lernen. Danach entscheidet man sich endgültig für die Behandlung.

Sozialpsychiatrische Dienste

Sozialpsychiatrische Dienste oder Beratungsstellen für psychische Gesundheit sind ambulante Einrichtungen, die psychisch Kranken und ihren Angehörigen in verschiedenen sozialen Bereichen Beratung und Unterstützung anbieten. Kostenträger der Dienste sind die Kommunen, die Landkreise, die Bezirke oder die freien Wohlfahrtsverbände. Das Mitarbeiterteam besteht zumeist aus Sozialpädagogen, Psychiatrieschwestern/-pflegern und Psychologen. Psychiater können bei Bedarf hinzugezogen werden. Meist besteht eine feste Kooperation mit niedergelassenen Psychiatern oder mit Psychiatern der zuständigen psychiatrischen Klinik.

Alle Beratungen sind kostenlos und können auch anonym in Anspruch genommen werden. Oft sind die Beratungsstellen erste Anlaufstelle nach einem Klinikaufenthalt. Die Betroffenen erhalten dann Hilfe und Beratung bei der oftmals notwendigen Neuorientierung. Schwerpunkte sind dabei soziotherapeutische **Maßnahmen in den Bereichen Arbeit, Wohnen, Freizeit** (☞ Kap. 3) sowie **psychologische Beratung.**

Tätigkeitsspektrum der sozialpsychiatrischen Dienste

- Telefonberatung;
- Einzelberatung;
- Angehörigenberatung;
- Paar- oder Familiengespräche;
- Hausbesuche für Betroffene (insbesondere im ländlichen Raum oder in akuten Krisensituationen);
- Vermittlung in betreute Wohnformen (Betreutes Einzelwohnen, therapeutische Wohngemeinschaften, Dauerwohngemeinschaften, Psychiatrische Familienpflege);
- Vermittlung in Tagesstätten oder in Werkstätten zur beruflichen Wiedereingliederung;

- Arbeitsassistenz (begleitende Hilfen für psychisch Kranke im Arbeits- und Berufsleben);
- Offene Gesprächsgruppen werden vermittelt oder auch von den Mitarbeitern selbst angeboten;
- Zusammenarbeit mit Selbsthilfegruppen für Betroffene und für Angehörige (Organisatorische Unterstützung; Vermittlung von Interessenten);
- Sport- und Freizeitgruppen (z.B. Lauftreffs, Yoga, Kegeln, Theater, Feste, Ausflüge, Familienwochenenden, Urlaub) werden vermittelt, die die Organisation in Eigenregie unterstützt oder die von den Mitarbeitern selbst angeboten werden;
- Zusammenarbeit mit niedergelassenen Psychiatern, psychiatrischen Kliniken und anderen psychosozialen Einrichtungen am Ort;
- Mitarbeit in psychosozialen Arbeitsgemeinschaften und in gesundheitspolitischen Gremien;
- Zusammenarbeit mit Laienhelfern (Qualifizierung und Fortbildungsmaßnahmen für Laienhelfer; Vermittlung von Laienhelfern an Betroffene).

Manche sozialpsychiatrischen Dienste arbeiten mit einem größeren Kreis von ehrenamtlichen Laienmitarbeitern (Laien- oder Bürgerhelfer) zusammen, die in unterschiedlichem Umfang ihre Unterstützung (z.B. Besuchsdienste, Leitung von Freizeitgruppen, Begleitung bei Einkäufen, Behördengängen oder Freizeitaktivitäten, Einladung in die Familie) anbieten.
Eine längerfristige Betreuung durch den sozialpsychiatrischen Dienst kann auch als vorbeugende Maßnahme gesehen werden. Indem die Patienten darin unterstützt werden, psychisch stabil zu bleiben, Einsamkeit und Isolation zu überwinden, kann vielfach ein erneuter Klinikaufenthalt vermieden werden.

Krisen- und Notfalldienste

Wenn Belastungen so groß werden, dass sie mit den gewohnten Bewältigungsstrategien nicht mehr abgebaut werden können, kann eine akute persönliche Krisensituation entstehen. In solchen Krisensituationen kann man sich, wenn der behandelnde Psychiater oder Psychotherapeut nicht erreichbar ist oder bisher noch kein Kontakt zu einem Psychiater oder Psychotherapeuten hergestellt wurde, an den **nervenärztlichen Notdienst** oder – falls vorhanden – an eine **psychiatrische Bereitschaftspraxis** wenden. Psychiatrische Bereitschaftspraxen bieten Hilfe durch ein persönliches oder telefonisches Gespräch, medikamentöse

Behandlung, Vermittlung in eine weiterführende Behandlung, ggf. in eine psychiatrische Klinik.

Immer erreichbar ist auch die **Telefonseelsorge.** Sie kann deutschlandweit gebührenfrei und rund um die Uhr angewählt werden (Tel: (08 00) 11 10 11 oder (08 00) 1 11 02 22). Durch Zuhören, Ermutigen, Klären und Verweis auf geeignete Fachstellen kann hier weitergeholfen werden.

Krisenzentren (Krisendienste, Krisenambulanzen etc.) sind gemeindepsychiatrische Einrichtungen, die zur Aufgabe haben, Menschen, die in eine **seelische Krise** geraten sind – unabhängig von Alter, Beruf, familiärer oder persönlicher Situation – anonym und unbürokratisch zu helfen. Sie sind niederschwellige Anlaufstellen, an die sich die Betroffenen direkt ohne (fach-)ärztliche Ein- bzw. Zuweisung wenden können. Der erste Kontakt wird oft über ein „Krisentelefon" hergestellt. Neben den Betroffenen selbst können auch Angehörige, andere Bezugspersonen, professionelle Betreuer, Rettungsdienste oder die Polizei die Dienste der Krisenzentren nutzen. Krisenzentren sind oft rund um die Uhr besetzt, d. h. auch in den Nachtstunden, an Wochenenden oder an Feiertagen, wenn sich erfahrungsgemäß psychische Krisen zuspitzen und Arztpraxen, andere Dienste oder Einrichtungen in der Regel geschlossen sind. Manchmal bieten sie einen mobilen Einsatzdienst, d. h. in dringenden Fällen oder, wenn der Betroffene nicht in der Lage ist, außer Haus zu gehen, machen die Mitarbeiter des Krisenzentrums auch Hausbesuche. Die Krisenzentren sind meist multiprofessionell besetzt: Sozialpädagogen, Psychologen, Fachschwestern und -pfleger für Psychiatrie arbeiten im Team zusammen, unterstützt von Ärzten und Fachärzten für Psychiatrie.

Auch Menschen mit einer psychischen Erkrankung, die durch verschiedene Belastungsmomente in eine akute Krise geraten, können in diesen Krisenzentren eine schnelle Hilfe erhalten. So können zum Beispiel Menschen mit Depressionen, deren Selbstmordgedanken immer quälender werden, sich zu jeder Tages- und Nachtzeit an ein solches Krisenzentrum wenden. Die Mitarbeiter werden sich dann intensiv um den Hilfesuchenden kümmern, stützende Gespräche führen, sich evtl. um weitere notwendige Unterstützung bemühen (z. B. Angehörige verständigen), evtl. einen Psychiater zur medikamentösen Behandlung hinzuziehen oder den Betroffenen notfalls in eine psychiatrische Klinik begleiten.

Es ist in jedem Fall ratsam, sich schon in gesunden Zeiten zu erkundigen, ob es wohnortnah eine psychiatrische Bereitschaftspraxis oder ein Krisenzentrum gibt, zu dem man in Krisenzeiten Kontakt aufnehmen kann. Die Nummer des „Krisentelefons“ kann im persönlichen Krisenplan (☞ Kap. 6) notiert werden. Gerade bei allein stehenden Menschen kann die Kontaktaufnahme zu einem Mitarbeiter eines Krisenzentrums lebensrettend sein!

Depressionsbehandlung in Kliniken für Psychiatrie und Psychotherapie

Zur Behandlung von mittelschweren und schweren Depressionen und bei Selbsttötungsabsichten werden Patienten in der Regel in einer Klinik für Psychiatrie und Psychotherapie stationär aufgenommen. Je nach örtlicher Gegebenheit und Zuständigkeit kann das ein Landes- oder Bezirkskrankenhaus sein, eine Universitätsklinik für Psychiatrie und Psychotherapie, eine psychiatrische Klinik mit privatem oder kirchlichem Träger oder eine psychiatrische Abteilung innerhalb eines städtischen Krankenhauses. Die Aufnahme erfolgt über den behandelnden niedergelassenen Arzt oder im Notfall außerhalb der Sprechzeiten über den diensthabenden Arzt der Klinik. Wenn der Arzt aufgrund seiner Gespräche mit dem Patienten und dessen Angehörigen den Eindruck hat, dass die Gefahr besteht, dass sich der Patient das Leben nehmen will, kann der Patient zu seinem eigenen Schutz vorübergehend auf einer geschlossenen Station aufgenommen werden, wo die Möglichkeit zu einer engmaschigeren Betreuung besteht. In der Klinik kommen dann die verschiedenen Therapieverfahren zur Anwendung, die im Kapitel 3 näher beschrieben sind. Ein stationärer Aufenthalt dauert im Durchschnitt 8–12 Wochen. In Einzelfällen kann auch ein längerer Aufenthalt in der Klinik von 8–10 Monaten notwendig sein, insbesondere wenn der Patient sehr schwer krank ist, die Erkrankung schon über längere Zeit unbehandelt besteht oder bereits mehrere Therapieversuche erfolglos waren.
In größeren Kliniken besteht oft die Möglichkeit, auf einer Depressionsstation aufgenommen zu werden. Diese spezialisierten Stationen sind in den Jahren 1976 bis etwa 1998 entstanden. **Depressionsstationen** sind Stationen, deren Therapieangebot, Tagesstruktur und Atmosphäre besonders auf die Bedürfnisse von Menschen mit Depressionen abgestimmt sind und schwerpunktmäßig Patienten mit der Diagnose Depression aufnehmen. Das Personal auf diesen Stationen hat sehr viel Erfahrung mit dieser Erkrankung und auch mit den angewandten Therapieverfahren, was den Patienten sicherlich zugute kommt. Vielfach können auch die Patienten von der Schicksalsgemeinschaft ähnlich Betroffener auf einer Depressionsstation profitieren.

Andererseits sind auf den allgemeinpsychiatrischen Stationen, auf denen sich Patienten mit unterschiedlichen psychiatrischen Diagnosen befinden (vor allem Patienten mit schizophrenen Psychosen, Depressionen oder Manien), meist auch die depressionsspezifischen Therapieangebote verfügbar oder werden stationsübergreifend angeboten. Durch die unterschiedlichen Problemlagen der Patienten besteht auf diesen Stationen weniger die Gefahr, dass sich das Personal von depressiver Stimmung „anstecken" lässt und ihre hoffnungsspendende Haltung verliert. Manche Patienten schätzen es, wenn aktivere Patienten mit auf der Station sind, die sie „mitreißen" können und weniger depressive Mitpatienten, die sie durch ihre geballte Depressionserfahrung in ihrer Stimmung weiter „runterziehen".
Beide Formen der stationären Behandlung von Depressionen haben ihre Vorteile und sind zu empfehlen. Entscheidend ist die Bereitschaft der Betroffenen, sich auf die Behandlung einzulassen und die jeweiligen Therapieangebote aktiv zu nutzen.

Depressionsbehandlung in Kliniken für Psychosomatik und Psychotherapie

Patienten mit Depressionen können auch an Fachkliniken für Psychosomatik (Bereich der Medizin, der sich mit dem Einfluss des Seelischen auf körperliche Erkrankungen beschäftigt) und Psychotherapie stationär behandelt werden. Besonders geeignet ist diese Form der stationären Behandlung für Patienten, die das erste Mal eine depressive Phase durchmachen, die an einer Dysthymie oder Anpassungsstörung (☞ Kap. 1) leiden, und die höchstens mittelschwer erkrankt sind. Patienten mit schweren Depressionen und Selbstmordgefährdete können nicht aufgenommen werden. Bei schwereren Depressionen kann das vielfältige therapeutische Angebot der psychosomatischen Kliniken eine Überforderung bedeuten und ist daher erst im Anschluss an einen stationären Aufenthalt in einer psychiatrischen Klinik zu empfehlen.
Die Aufnahme in eine Klinik für Psychosomatik und Psychotherapie muss schriftlich beantragt und vom behandelnden Arzt befürwortet werden. Der Aufenthalt in der Klinik dauert im Durchschnitt 6–8 Wochen. Neben einer individuell abgestimmten medikamentösen Behandlung erhalten alle Patienten in der psychosomatischen Klinik etwa 2 × pro Woche verhaltenstherapeutisch oder tiefenpsychologisch fundierte Einzeltherapie, zusätzlich mehrmals pro Woche Gruppentherapie, sowie je nach Möglichkeiten der jeweiligen Klinik 1–2 × pro Woche psycho-

edukative Gruppensitzungen, regelmäßige Sitzungen zum Erlernen eines Entspannungsverfahrens, regelmäßige meditative, kunst-, musik-, tanz- oder sporttherapeutische Gruppen etc. In manchen psychosomatischen Kliniken spielt auch die therapeutische Gemeinschaft, d.h. die Gemeinschaft der Patienten mit ihren spontanen wie auch von der Klinik vorgegebenen gemeinsamen Aktivitäten eine große Rolle. Die therapeutische Gemeinschaft bietet die Möglichkeit, neue und korrigierende Erfahrungen im Kontakt mit anderen Menschen zu machen und hilft, neue Verhaltensweisen auszuprobieren. Manchmal schließen sich Patienten zu einer Selbsthilfegruppe zusammen, um sich nach dem Klinikaufenthalt weiterhin gegenseitig zu unterstützen.

9 Literaturempfehlungen und hilfreiche Adressen

Ratgeber

Bock, T. (1998). Achterbahn der Gefühle – Leben mit Manien und Depressionen. Freiburg: Herder. 160 Seiten.

Cleve, J (2000). Licht am Ende des Tunnels – Wie Depressive und ihre Angehörige sich selbst helfen können. 2. Auflage. Bern: Hans Huber Verlag. 178 Seiten.

Faust, V. (1995). Depressionsfibel. 3. Auflage. Stuttgart: Gustav Fischer Verlag. 193 Seiten.

Helmchen, H., Rafaelsen, O.J. & Bauer, M. (1998). Depression und Manie. Wege zurück in ein normales Leben. Ein Ratgeber für Kranke und Angehörige. Stuttgart: TRIAS Georg Thieme Verlag. 144 Seiten.

Kuiper, P.C. (1995). Seelenfinsternis. Frankfurt: Fischer. 255 Seiten.

Luderer, H.-J. (1994). Himmelhochjauchzend, zum Tode betrübt – Depression und Manie, Ursachen und Behandlung. Stuttgart: TRIAS.

Reiners, H. (2002). Das heimatlose Ich – Aus der Depression zurück ins Leben. München: Kösel-Verlag. 192 Seiten.

Piontek, R. (2002). Wegbegleiter Psychotherapie. Bonn: Psychiatrie-Verlag. 216 Seiten.

Schou, M. (1986). Lithium-Behandlung der manisch-depressiven Krankheit. 2.Auflage. Stuttgart: Georg Thieme Verlag. 71 Seiten.

Stiftung Warentest (Hrsg.).(1998). Depressionen überwinden – Ein Ratgeber für Betroffene, Angehörige und Helfer. Berlin: Stiftung Warentest. 263 Seiten.

Wittchen, H.U.(1997). Wenn Traurigkeit krank macht. Depressionen erkennen, behandeln, überwinden. München: Mosaik Verlag. 95 Seiten.

Wolfersdorf, M. (2000). Krankheit Depression – Erkennen, verstehen, behandeln. Bonn: Psychiatrie Verlag. 220 Seiten.

Speziell für Angehörige:
Epstein Rosen, L. & Amador, X.F. (1998). Wenn der Mensch, den du liebst, depressiv ist. Bern: Scherz Verlag. 351 Seiten.

Erfahrungsberichte

Jamison, K.R. (1999). Meine ruhelose Seele. Die Geschichte einer manischen Depression. München: Wilhelm Goldmann Verlag. 254 Seiten.

Josuran R, Hoehne V, Hell D (2001). Mittendrin und nicht dabei. Mit Depressionen leben lernen. Econ Verlag. 262 Seiten.

Solomon, A. (2001). Saturns Schatten – Die dunklen Welten der Depression. Frankfurt: Fischer. 576 Seiten.

Woggon, B. (2002). Ich kann nicht wollen. Berichte depressiver Patienten. Bern: Hans Huber Verlag. 195 Seiten.

Internet-Seiten

http://www.psychiatrie.de
Gemeinsame Internetseite des Bundesverbandes der Angehörigen psychisch Kranker e. V. (BApK), des Bundesverbandes der Psychiatrie-Erfahrenen e.V, des Dachverbandes Psychosozialer Hilfsvereine, der Deutschen Gesellschaft für Soziale Psychiatrie und des Psychiatrie-Verlags.

http://www.psychiatrie-aktuell.de
Informationsportal mit Unterstützung von Berufsverband der Nervenärzte (BVDN), Bundesverband der Angehörigen psychisch Kranker (BApK), Janssen-Cilag GmbH (Neuss), Medcon Health Content AG (Köln), Rechtsanwaltskanzlei Sträter (Bonn), Schattauer Verlag (Stuttgart), Urban & Fischer Verlag (München) – (Stand: März 2002).

http://www.forumseele.de
Internetseite des „Forum für seelische Gesundheit" in Mainz, einem gemeinnützigen Verein, dem Ärzte, Wissenschaftler, Journalisten und karitativ engagierte Unternehmer angehören. Der Verein hat sich zum Ziel gesetzt, auf die Situation psychisch Kranker aufmerksam zu machen und ihre Integration zu fördern.

http://www.kompetenznetz-depression.de
Internetseite vom „Kompetenznetz Depression", einem Zusammenschluss von verschiedenen Projekten, die vom Bundesministerium für Bildung und Forschung (BMBF) gefördert werden.

http://www.buendnis-depression.de
Internetseite des „Nürnberger Bündnis gegen Depression", einem Teilprojekt des „Kompetenznetz Depression" mit allgemeinen Informationen zum Thema Depression und vielen Hinweisen und Links zu örtlichen Einrichtungen.

http://www.verein-horizonte.de
Internetseite vom Horizonte e.V. – Verein zur Förderung affektiv Erkrankter, einem Zusammenschluss von Betroffenen und Professionellen, die sich für die Betreuung und Wiedereingliederung von depressiv und manisch Erkrankten sowie Öffentlichkeitsarbeit einsetzen.

http://www.dgbs.de
Internetseite der Deutschen Gesellschaft für Bipolare Störungen e.V., einer Fachgesellschaft zur Förderung von Forschung, Öffentlichkeitsarbeit und Zusammenarbeit mit Patienten, die von bipolarer Störung betroffen sind.

http://www.depressionen.ch
Internetseite von „Equilibrium", einem Schweizer Verein zur Bewältigung von Depressionen, der eine Selbsthilfeorganisation von Betroffenen und Angehörigen ist und von einem Fachbeirat, dem Psychiater und Psychologen angehören, unterstützt wird.

http://www.nakos.de
Internetseite der Nationalen Kontakt- und Informationsstelle zur Anregung von Selbsthilfegruppen der Deutschen Arbeitsgemeinschaft Selbsthilfegruppen e. V. (DAG SHG e. V.) in Kooperation mit ZDF online, der Internetseite des Zweiten deutschen Fernsehens, Bereich Medizin & Gesundheit.

http://www.bpe.berlinet.de
Internetseite mit Informationen des Bundesverbandes der Psychiatrie-Erfahrenen e. V.

http://www.bapk.de
Internetseite der Familien-Selbsthilfe Psychiatrie, dem Bundesverband der Angehörigen psychisch Kranker e. V.

http://www.eufami.org
Internetseite der EUFAMI (European Federation of Family Associations of People with Mental Illness) mit Informationen, Umfragen und Chatroom für Betroffene und Angehörige.

http://www.gamian-europe.com
Internetseite der GAMIAN (Global Alliance of mental Illness Advocacy Networks); europäische Initiative zur Förderung einer Antistigmatisierungskampagne gegen affektive Erkrankungen, an der zurzeit 25 europäische Länder beteiligt sind.

http://www.wfsad.org
Internetseite der WFSAD (World Fellowship for Schizophrenia And Allied Disorders); weltweite, internationale, gemeinnützige Organisation zur Verbesserung der Situation von Menschen mit Schizophrenie oder anderen psychischen Erkrankungen und ihrer Familien. Der WFSAD gehören nationale Organisationen aus 22 Ländern als Mitglieder an sowie über 50 kleinere Gruppen als assoziierte Mitglieder.

Über die angegebenen Internetseiten können auch weitere hilfreiche Seiten (z. B. private Seiten, Seiten regionaler Selbsthilfegruppen, Gesundheits- und Beratungsdienste), Literaturhinweise oder Adressen gefunden werden.

Hilfreiche Adressen

Selbsthilfeorganisationen der Betroffenen

Landesarbeitsgemeinschaft Baden-Württemberg im Bundesverband Psychiatrie-Erfahrener e. V.
c/o Ursula Zingler
Ginsterweg 7
74348 Lauffen
Tel.: (0 71 33) 13 97 62
Fax: (0 71 33) 13 97 63

Bayerischer Landesverband Psychiatrie-Erfahrener e. V.
Frau Sonja Wietzel-Winkler
Thalkirchnerstr. 10
80337 München
Tel. und Fax: (0 89) 26 02 30 25
E-Mail: BayPE@gmx.de

Landesverband Psychiatrie-Erfahrener e. V. Hamburg
c/o Wolfgang Heuer
Stell. Steindamm 39 B
22527 Hamburg
Tel. und Fax: (040) 5406228

Landesverband Psychiatrie-Erfahrener Hessen e. V.
c/o Gesundheitsladen Kassel
Mönchebergstr. 33
34125 Kassel
Tel.: (0611) 419618
(Regina Kucharski)
Fax: (0611) 419618

Landesverband Psychiatrie-Erfahrener Mecklenburg-Vorpommern e. V.
c/o Wolfgang Mundt
Schiffbauerring 20
18109 Rostock
Tel.: (0381) 7680214

Landesarbeitsgemeinschaft Psychiatrie-Erfahrener Niedersachsen (LPEN) e. V.
Geschäftsstelle
Carin Möllenberg
Berliner Str. 15
30457 Hannover
Tel.: (0511) 432921
E-Mail: mail@lpen-online.de.

LAG NRW
c/o Die Entfesselten
Kopernikusstr. 53
40 225 Düsseldorf
Tel. und Fax: (0221) 315394
E-Mail: Matthias.Seibt@ruhr-uni-bochum.de

Landesverband Psychiatrie-Erfahrener Rheinland-Pfalz e. V.
c/o Eckhard Bauer
Schlesierstr. 46 b
65582 Diez
Tel.: (06432) 3149

Landesverband Psychiatrie-Erfahrener Saar e. V.
LVPE Saar e. V.
Bismarckstr. 106 a
66121 Saarbrücken
Tel. und Fax: (0681) 9067769

Landesarbeitsgemeinschaft Psychiatrie-Erfahrener Sachsen
c/o KISS Dresden
Ehrlichstr. 3
01067 Dresden
Tel.: (0351) 4826353
(nur jeden 2. Mittwoch im Monat zwischen 17.00 und 19.00 Uhr)

Landesverband Psychiatrie-Erfahrener Schleswig-Holstein
c/o Dagmar Barteld-Paczkowski
Kaiserstraße 49
25524 Itzehoe
Tel. und Fax: (04821) 952739

Landesverband Psychiatrie-Erfahrener Thüringen
c/o Christine Theml
Dornburger Straße 59
07743 Jena
Tel.: (03641) 444486

Selbsthilfeorganisationen der Angehörigen

Deutschland

Bundesverband der Angehörigen psychisch Kranker
Thomas-Mann-Str. 49 a
53111 Bonn
Sprechstunden der Geschäftsstelle: Montag bis Freitag 9.00–13.00 Uhr
Tel.: (0228) 632646, -9639228
(Geschäftsführerin Margit Golfels)
Fax: (0228) 658063
E-Mail: bapk@psychiatrie.de
Homepage: www.bapk.de

Beratung für Angehörige und Betroffene: Der BApK bietet telefonische Selbsthilfeberatung zu folgenden Zeiten an: Montags, dienstags und donnerstags von 15.00 bis 19.00 Uhr; Rufnummern: (0180) 5950951 (30 ct/min) oder (0228) 632646.

Jederzeit sind wir für Beratungsanfragen per E-Mail erreichbar.
Unsere Adresse:
beratung.bapk@psychiatrie.de

LV Baden-Württemberg ApK e.V.
Geschäftsstelle
Hebelstr. 7
76448 Durmersheim
Tel.: (0 72 45) 91 66 15
Fax: (0 72 45) 91 66 47
E-Mail: lvbwapk@t-online.de
Homepage: www.lvwapk.de

LV Bayern ApK e.V.
Geschäftsstelle
Pappenheimstr. 7
80335 München
Sprechstunden:
Montag, Dienstag und Donnerstag 10.00 – 13.00 Uhr, Mittwoch 14.00 bis 18.00 Uhr
Tel.: (0 89) 51 08 63 25
Fax: (0 89) 51 08 63 28
E-Mail: lvbayern_apk@online.de
Homepage:
www.lvbayern-apk.de

LV Berlin ApK e.V.
Geschäftsstelle
Mannheimer Str. 32
10713 Berlin
Sprechstunden: Montag bis Donnerstag 14.00 – 18.00 Uhr
Tel.: (0 30) 86 39 57 01
Fax: (0 30) 86 39 57 02
E-Mail: info@ang-psych-kr.de
Homepage:
www.ange-psych-kr.de

LV Brandenburg ApK e.V.
c/o Klaus Meynersen
Pestalozzistr. 153
14612 Falkensee
Tel. u. Fax: (0 33 22) 23 54 12
E-Mail: meynersen@psychiatrie-selbsthilfe-brandenburg.de
Homepage: www.psychiatrie-selbsthilfe-brandenburg.de

LV Hamburg ApK e.V.
Geschäftsstelle
Postfach 71 01 21
22161 Hamburg
Sprechstunde:
Mittwoch 10.00 bis 12.00 Uhr
Tel. und Fax: (0 40) 65 05 54 93 (AB)

LV Hessen ApK e.V.
Geschäftsstelle
Ludwigstr. 32
63067 Offenbach
Sprechstunden: Montag bis Donnerstag 9.00 – 16.00 Uhr
Freitag: 9.00 – 13.00 Uhr
Tel.: (0 69) 81 12 55
Fax: (0 69) 81 12 53

AG ApK Niedersachsen u. Bremen e.V. (AANB)
Geschäftsstelle
Wedekindplatz 3
30161 Hannover
Tel.: (05 11) 62 26 76
Fax: (05 11) 62 26 77
Sprechstunden: Montag bis Freitag 10.00 bis 13.00 Uhr
E-Mail: info@aanb.de
Homepage: www.aanb.de

LV Nordrhein-Westfalen ApK e.V.
Geschäftsstelle
Graelstr. 35
48153 Münster
Sprechstunden:
Mittwoch 9.30 bis 11.30 Uhr
Tel.: (02 51) 5 20 95 22
Fax: (02 51) 5 20 95 23
E-Mail: angehoerige-lv-nrw@t-online.de
Homepage: www.lv-nrw-apk.de

LV Mecklenburg-Vorpommern ApK e.V.
Geschäftsstelle
Henrik-Ibsen-Straße 20
18106 Rostock (Evershagen)
Sprechstunden: Montag bis Freitag 10.00 – 16.00 (AB)
Tel. und Fax: (03 81) 72 20 25
E-Mail: vorstand@lichtblick-newsletter.de
Homepage:
www.lichtblick-newsletter.de

LV Rheinland- Pfalz ApK e.V.
c/o Monika Zindorf
Postfach 30 01
55020 Mainz

Sprechstunden: Montag bis Mittwoch und Freitag: 10.00–16.00 Uhr
Tel.: (0 61 31) 5 39 72 (AB)
Fax: (0 61 31) 55 71 28
E-Mail: H.W.Zindorf@t-online.de

LV Saarland ApK e. V.
c/o Irma Klein
Königsberger Straße 42
66121 Saarbrücken
Sprechstunden: Montag bis Freitag 8.00 bis 18.00 Uhr
Tel. u. Fax: (06 81) 83 16 82

LV Sachsen ApK e. V.
Geschäftsstelle
Lützner Str. 75
04177 Leipzig
Sprechstunden:
Dienstag, 15.00–18.00 Uhr
Tel.: (03 41) 9 12 83 17
Fax: (03 41) 4 78 58 98
E-Mail: WEGE-Leipzig@t-online.de
Homepage:
www.lvapk-sachsen.de

LV Sachsen-Anhalt ApK e. V.
Geschäftsstelle
Taubenstr. 4
06110 Halle (Saale)
Sprechstunden:
Dienstag 14.00 bis18.00 Uhr,
Donnerstag 10.00–12.00 Uhr
Tel. und Fax: (03 45) 6 86 73 60
E-Mail: apk-lv@freenet.de

LV Schleswig-Holstein der Angehörigen und Freunde psychisch Kranker e. V.
c/o Ernst Maß
Volkerstraße 14
23562 Lübeck
Tel.: (04 51) 4 98 89 29
Fax: (04 51) 4 99 43 36

LV Thüringen ApK e. V.
Geschäftsstelle
Bahnhofstraße 1 a
07641 Stadtroda
Sprechstunden: Montag bis Donnerstag 8.00 bis 15.00 Uhr
Tel. und Fax: (03 64 28) 5 62 18
E-Mail: irenenorberger@arcormail.de

Österreich

Hilfen für Angehörige psychisch Erkrankter (HPE) Österreich
1070 Wien
Bernardgasse 36/4/14
Tel.: (01) 52 64 20 2 und 5 26 78 54
Fax: 5 26 42 00
Sprechstunden: Montag, Mittwoch und Donnerstag 9.00–15.00 Uhr,
Dienstag 12.00–18.00 Uhr und Freitag 9.00–12.00 Uhr

HPE-Oberösterreich
4020 Linz
Volksfeststr. 17
Tel.: (07 32) 78 41 62
Sprechstunden:
Montag 11.00–14.00 Uhr,
Donnerstag 17.00–19.00 Uhr

HPE- Steiermark
8010 Graz
Hans-Sachs-Gasse 1 (Hof)
Tel.: (03 16) 81 63 31
Sprechstunden:
Dienstag 15.00–17.00 Uhr,
Donnerstag 9.00–11.00 Uhr

HPE-Tirol
Zentrum-Innsbruck der Gesellschaft für psychische Gesundheit
6020 Innsbruck
Karl-Schönherr-Str. 3
Tel.: (05 12) 58 90 51 oder
Donnerstag 14.00–16.00 Uhr im Zentrum-Innsbruck mit
Tel.: (05 12) 58 90 51

AHA-Angehörige helfen Angehörige
5020 Salzburg
Gabelsberger Str. 27
Tel.: (06 62) 87 65 34
Sprechstunden:
Dienstag 13.00–18.00 Uhr,
Donnerstag 9.30–11.30 Uhr

Schweiz

Schweizerischer Dachverband
Geschäftsstelle
Langstrasse 149
8004 Zürich
Tel. und Fax: (01) 2 40 38 77
URL: www.vask.ch
E-Mail: vask@bluewin.ch

VASK Aargau
Postfach 10 45
5610 Wohlen 1

VASK Bern
Postfach 87 04
3001 Bern
Tel.: (0 31) 3 11 64 08

VASK Glarus
Postfach 8 64
8750 Glarus

VASK Graubünden
Postfach
7208 Malans
Tel.: (0 81) 3 53 71 01

VASK Luzern
Postfach 1 28
6210 Sursee
E-Mail: vaskluzern@hotmail.com

VASK Ostschweiz
Postfach 15 30
9102 Herisau
Tel.-Nr. erfragen bei Tel. 143 oder
(0 71) 2 23 14 13

VASK Zürich
Postfach 61 61
8023 Zürich
Tel.: (01) 2 40 48 68

VASK-AFS Ticino
casella postale 13 02
6616 Losone

Assoc. Le Relais Genf
rue des Savoises 11 – 15
1205 Genève
Tel.: 08 78 80 10 01

Europäische Initiativen

European Union of Family Organizations – EUFAMI
Deutsche Sektion
c/o Annegret Eck
Uerdinger Str. 26
40474 Düsseldorf
Tel.: (02 11) 45 25 07
Fax: (02 11) 45 22 07

Organisationen, die sich für die Belange psychisch Kranker einsetzen

NAKOS – Nationale Kontakt- und Informationsstelle zur Anregung und Unterstützung von Selbsthilfegruppen der Deutschen Arbeitsgemeinschaft Selbsthilfegruppen e. V.
Wilmersdorferstr. 39
10627 Berlin
Tel.: (0 30) 31 01 89 60
Fax: (0 30) 31 01 89 70
Dienstag, Mittwoch und Freitag
9 – 13 Uhr, Donnerstag 13 – 17 Uhr
E-Mail: selbsthilfe@nakos.de
Homepage: www.nakos.de

Deutsche Arbeitsgemeinschaft Selbsthilfegruppen e. V.
DAG SHG e. V.
Friedrichstr. 28
35392 Gießen
Tel.: (06 41) 9 94 56 12
Hompage:
www.das-selbsthilfegruppen.de

Deutsche Gesellschaft für Bipolare Störungen e. V.
Geschäftsstelle
Querheide 1
21149 Hamburg
Tel.: (0 40) 85 40 88 83
Fax: (0 40) 85 40 88 84
E-Mail: DGBS.eV@t-online.de
Homepage: www.dgbs.de

Horizonte e. V. – Verein zur Förderung affektiv Erkrankter
c/o Bezirkskrankenhaus Haar
Ansprechpartner:
Herr Dr. Dr. A. Hütz
Postfach 11 11
85529 Haar

Tel.: (07 00) 55 22 88 22
(Beratungs-Hotline für Betroffene, Die und Do 18–20 Uhr)
E-Mail: webmaster@verein-horizonte.de
Homepage:
www.verein-horizonte.de

Forum für seelische Gesundheit
Psychiatrische Klinik der Universität Mainz
Untere Zahlbacher Str. 8
55131 Mainz
Tel.: (0 61 31) 28 07 51
Fax: (0 61 31) 28 07 53

Bayerische Anti Stigma Aktion (BASTA)
Gegen Diskriminierung psychisch Kranker
Kontaktadresse:
BASTA
Kerstin Wundsam
Möhlstr. 26
81675 München
Tel.: (0 89) 41 40-66 74
Fax: (0 89) 41 40-48 98
E-Mail:
kerstin.wundsam@lrz.tum.de
Homepage:
www.openthedoors.de

An den Leser

Wenn Sie weitere Fragen zum Thema Depression haben oder Kommentare, Anregungen oder Kritik äußern wollen, wenden Sie sich bitte direkt an die Autorin.

Ihre Fragen und Verbesserungsvorschläge können evtl. in einer Neuauflage des Ratgeberbuches berücksichtigt werden. Mit Ihrer Hilfe kann das Buch noch weiter auf die Wünsche und Bedürfnisse der Betroffenen und ihrer Familien zugeschnitten werden. Vielen Dank!

Zuschriften bitte an:
Dr. Gabriele Pitschel-Walz
Klinik für Psychiatrie und Psychotherapie der TU München
Ismaninger Str. 22
81675 München

E-mail: G.Pitschel-Walz@lrz.tu-muenchen.de

Register